每天按捏**5**分钟

宝宝 长得高
睡得香 身体棒

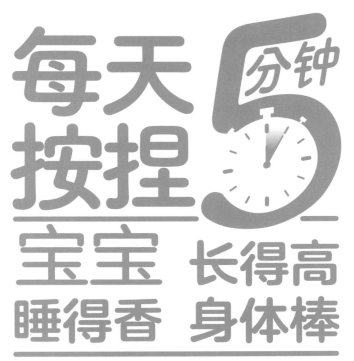

李爱科 ——— 主编

北京市健宫医院儿科主任、副主任医师
北京市鼓楼中医医院京城名医馆特聘专家

中国纺织出版社有限公司

图书在版编目（CIP）数据

每天按捏5分钟：宝宝长得高 睡得香 身体棒 / 李爱科主编 . -- 北京：中国纺织出版社有限公司，2021.3

ISBN 978-7-5180-8019-9

Ⅰ．①每… Ⅱ．①李… Ⅲ．①小儿疾病-按摩疗法（中医）Ⅳ．①R244.1

中国版本图书馆 CIP 数据核字（2020）第 201248 号

主　　编　李爱科
副 主 编　张丽芳
编 委 会　李爱科　张丽芳　石艳芳　张　伟　石　沛　赵永利
　　　　　王艳清　杨　丹　余　梅　熊　珊　李　迪

责任编辑：傅保娣　　责任校对：高　涵　　责任印制：王艳丽

中国纺织出版社有限公司出版发行
地址：北京市朝阳区百子湾东里 A407 号楼　邮政编码：100124
销售电话：010—67004422　传真：010—87155801
http://www.c-textilep.com
中国纺织出版社天猫旗舰店
官方微博 http://weibo.com/2119887771
北京通天印刷有限责任公司印刷　各地新华书店经销
2021 年 3 月第 1 版第 1 次印刷
开本：710×1000　1/16　印张：12
字数：132 千字　定价：49.80 元

每一位家长都希望自己的宝宝长高个、睡觉香、少生病，无忧无虑地长大。实现这个心愿其实很简单——每天抽出 5 分钟时间，给宝宝做做推拿，用一双手来护佑宝宝健康成长。

小儿推拿是一种单纯的中医绿色疗法，通过推、拿、按、揉、捏等手法施力于小儿体表特定部位或穴位上，可以疏通经络、调和气血、平衡阴阳，扶助小儿正气，起到防病、治病及保健的作用。

中医认为，小儿脾常不足、肺尤娇、肾常虚，容易受外界邪气的影响而致病。脾胃不好的宝宝，容易消化不良，吃饭不香，积食发热；肺气不足的宝宝，动不动就会被感冒、咳嗽盯上；肾气不固的宝宝，会在床上"画地图"，胆子小容易受惊吓，以至于夜眠不安，个子也会矮小，甚至会影响智力发育……这些常见问题，只要找到宝宝身体上的特效穴位，经常按按捏捏，就会迎刃而解。

小儿推拿手法轻柔，方便易学，无不良反应，能够解决诸多小儿常见问题，避免滥用药物的危害。小儿推拿可以在家中进行，宝宝容易接受，能消除宝宝在疾病治疗过程中的恐惧心理，使宝宝在轻松愉快中恢复和保持健康。

为了让更多的家长领悟小儿推拿的好处，掌握正确的推拿方法，我们编写了《每天按捏 5 分钟　宝宝长得高　睡得香　身体棒》。本书汇集北京市健宫医院儿科主任李爱科大夫 30 余年的临床儿科推拿经验，从家长最关心的问题入手，针对小儿的科学养护、亚健康现象和常见病，如积食、感冒、咳嗽、发热、腹泻、抽动秽语、腺样体肥大、生长发育缓慢等，给出详细的推拿指导方案，并配有真人模特示范图，方便各位家长学习运用。

真诚期望广大的家长朋友能够学以致用，每天花 5 分钟时间，用您的一双手给宝宝带来健康，让宝宝幸福、快乐地长大！

单穴调理
宝宝常见问题

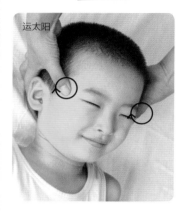

运太阳

防感冒

宝宝脏腑娇嫩，免疫力低下，一不注意就会感冒。妈妈经常给宝宝运太阳穴，能够预防宝宝感冒。

运太阳

快速取穴： 眉梢后凹陷处，左右各一穴。
特效推拿： 用拇指指腹运太阳穴50次。

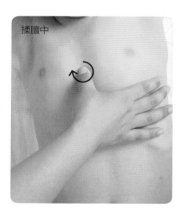

揉膻中

止咳嗽

咳嗽是宝宝最常见的一种呼吸道症状，这是因为宝宝呼吸道血管丰富，气管、支气管黏膜娇嫩，从而较易发生炎症。宝宝咳嗽时，妈妈给宝宝揉膻中穴，有利于止咳化痰。

揉膻中

快速取穴： 两乳头连线的中点。
特效推拿： 用拇指指腹按揉膻中穴100次。

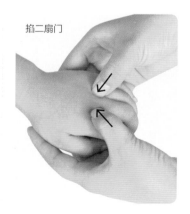

掐二扇门

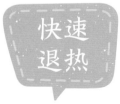

快速
退热

发热也是宝宝常见的症状。宝宝一发热，很多家长就会万分焦急。于是，各种各样的退热药就登场了。其实，除非宝宝发热到一定程度，否则一般不需要吃退热药，掐二扇门是一种安全有效的退热方法。

掐二扇门

快速取穴： 双手背中指指根两侧凹陷处。
特效推拿： 用拇指指端掐二扇门100次。

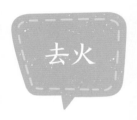

如果宝宝经常面赤唇红，烦躁易怒，便秘，爱喝凉水和吃冷饮，说明宝宝体质偏热。这类体质的宝宝动不动就爱上火，容易口舌生疮、外感后易高热。这种情况下，妈妈可以给宝宝清天河水，天河水是宝宝的清凉之源。

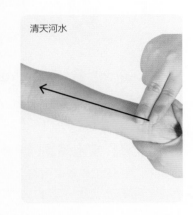

清天河水

清天河水

快速取穴： 前臂内侧正中线，自腕至肘成一直线。

特效推拿： 用食指、中指指腹自腕向肘直推天河水100 次。

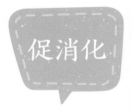

宝宝的脾胃比较娇弱，消化功能比较差，经常会出现腹胀、积食、便秘等消化不良的症状。妈妈可以给宝宝清脾经。

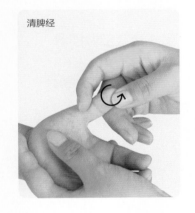

清脾经

清脾经

快速取穴： 拇指末节螺纹面。

特效推拿： 用拇指指腹逆时针旋推脾经100～300 次。

宝宝的消化系统发育还不成熟，一旦喂养或护理不当，很容易发生腹泻。宝宝腹泻时，给宝宝逆时针摩腹，能减少宝宝腹泻的次数。

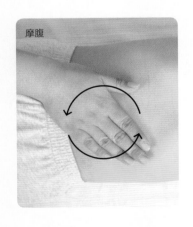

摩腹

摩腹

快速取穴： 整个腹部。

特效推拿： 用食指、中指、无名指和小指并拢摩或全掌逆时针摩整个腹部 3～5 分钟。

第1章

每天推拿 5 分钟，
宝宝从小到大少生病

扫一扫，看视频

第2章

一看就懂的
零基础推拿手法

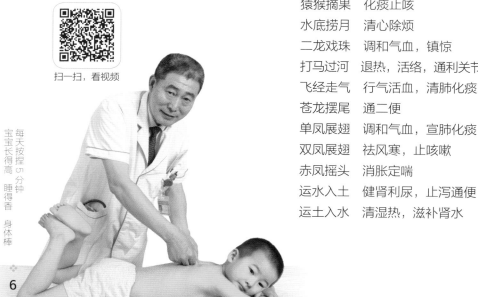

每天按捏 5 分钟
宝宝长得高　睡得香　身体棒

第3章 特效穴位推拿，激活宝宝身体自愈力

第4章　护好肺，宝宝不感冒、不咳嗽、不发热

第5章 养好脾胃，宝宝吃饭香、不积食、不拉肚子

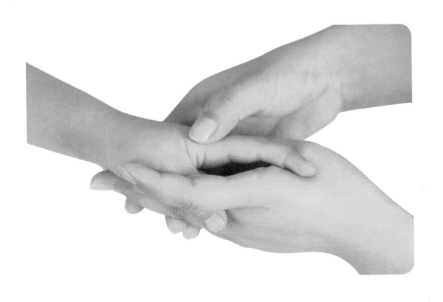

第6章 睡前捏一捏，宝宝睡觉香、长高个、更聪明

第7章 按按捏捏，护好宝宝的面子和皮肤

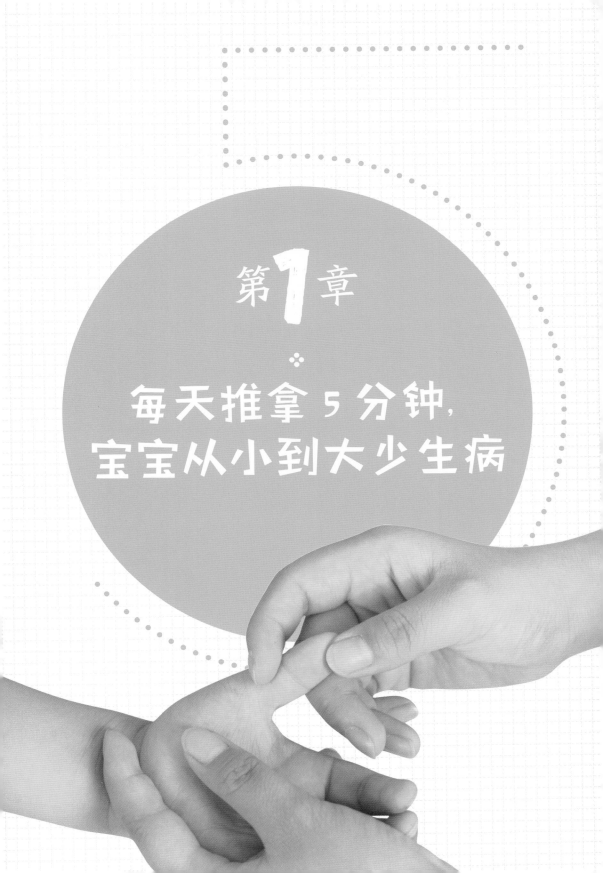

第**1**章

❖

每天推拿 5 分钟，
宝宝从小到大少生病

小儿推拿，
宝宝健康的守护神

小儿推拿：简单有效不疼痛

作为父母，最头疼的事就是宝宝生病。宝宝生病时，许多家长先想到的就是去医院，看着宝宝吃药时的不合作和打针时的"哇哇"大哭，父母心里既着急又难过。其实，给宝宝做适当的推拿调理，不仅有日常保健的作用，还能很好地解决生活中的小病小痛。

❖ 小儿推拿，让宝宝更健康

小儿推拿是以中医理论为指导，在宝宝体表的适宜部位或者穴位处进行推拿，来防治疾病的一种方法。它具有疏通经络、行气活血、调和营卫、平衡阴阳、调节脏腑功能、增强机体抗病能力等作用。因此，小儿推拿既是很好的预防保健方式，又是良好的治病方式。

❖ 小儿推拿 4 大特点：简、效、廉、易

小儿推拿是一种疗效奇特、无痛苦、无不良反应的绿色疗法，具有简、效、廉、易等特点。

简，简便易学

用一双手在宝宝的身体上按按捏捏，可以达到预防和治疗疾病的目的，而且手法简单，很容易入门。

效，疗效显著

从古至今，人们单纯用小儿推拿就治好了宝宝多种常见病及多发病，用疗效证实了经常给宝宝做推拿，不仅能增强宝宝体质，还能增强其抗病能力。

廉，成本低廉

相比较高昂的医疗费，小儿推拿付出的只是时间和一双手的劳动。

易，易于接受

小儿推拿的操作手法轻快柔和，作用于机体能给宝宝愉悦的感觉，接受程度高。

推拿，可调节宝宝免疫力

为什么有的宝宝强壮如虎，有的宝宝却总是体弱多病？这主要是因为宝宝免疫力高低不同造成的。

❖ 什么是免疫力

通常把人体对外来侵袭、识别和排除异物的能力称为免疫力。中医认为，人体所蕴藏着的对疾病的防御能力——正气，即为免疫力。

❖ 宝宝为什么免疫力低

中医认为，免疫力低是体内阴阳不平衡造成的。很多家长担心宝宝长不高、长不快，经常给宝宝做好吃的，各种营养丰富、高热量的食品统统上桌，宝宝吃进去的食物却在肠胃积滞，超出脾胃消化能力，伤阴伤血。饭前饭后食用大量寒凉水果和冷饮，损伤阳气。时间一久，宝宝的脾胃就会阴阳失衡、气血两虚，免疫力就会降低。

❖ 调节宝宝免疫力，应从调理脾胃开始

很多情况下，宝宝的病是脾胃功能失调引起的。例如，感冒反复发作就是因为脾胃虚弱、正气不足造成的。所以，调节宝宝免疫力应从调理脾胃开始。经常做推拿可以扶助阳气、保护脾胃。

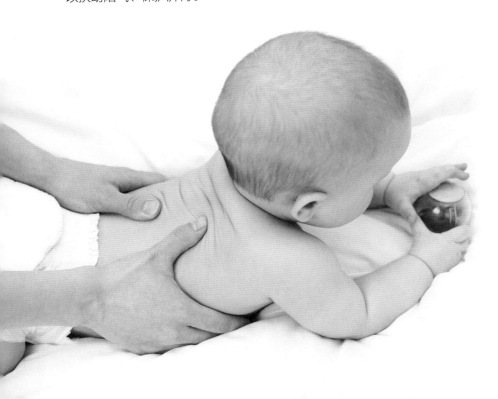

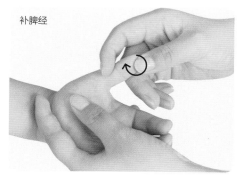

补脾经

补脾经 **补气血，健脾胃**

取穴❖ 拇指末节螺纹面。

操作❖ 用拇指指腹顺时针旋推宝宝脾经
100~300 次。

功效❖ 补脾经能健脾胃、补气血。常用
于调理宝宝脾胃虚弱、气血不足
引起的食欲缺乏、精神萎靡、消
化不良等问题。

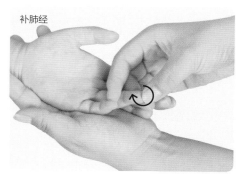

补肺经

补肺经 **补肺固表**

取穴❖ 无名指末节螺纹面。

操作❖ 用拇指指腹顺时针旋推宝宝肺经
100~300 次。

功效❖ 补肺经能补益肺气。用于调理宝
宝肺气虚损及咳嗽气喘、虚寒怕
冷等肺经虚寒证。

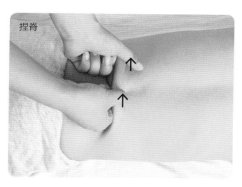

捏脊

捏脊 **补脾胃，强健身体**

取穴❖ 后背正中，整个脊柱，从大椎穴
至长强穴成一直线。

操作❖ 用拇指与食、中二指自下而上提
捏宝宝脊柱正中。捏脊通常捏
3~5 遍，每捏三下将脊背皮肤提
一下，称为捏三提一法。

功效❖ 捏脊能强健脾胃、帮助消化。主
治宝宝发热、便秘、腹泻等。

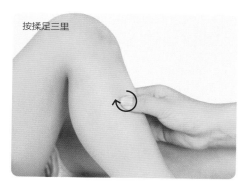

按揉足三里

按揉足三里 **强身健体**

取穴❖ 外膝眼下 3 寸，胫骨旁开 1 寸处。

操作❖ 用拇指指腹按揉宝宝足三里穴
50 次。

功效❖ 按揉足三里穴可健脾和胃、调中
理气、通络导滞，对于宝宝因脾
胃不和引起的食积不化有调理
作用。

经常推拿，让宝宝睡得香甜

推拿可提高宝宝的睡眠质量。经常接受推拿的宝宝，普遍能够顺利入眠，夜间啼哭的现象很少，睡眠质量比较高，生长激素分泌和生长发育情况都比较好。

❖ 宝宝睡眠的好坏主要和心、脾、胃有关

中医认为，宝宝睡眠的好坏主要和心、脾、胃有关。宝宝出生后心脏未完全发育成熟，稍有惊吓，就容易出现睡眠质量差、睡觉中啼哭。此外，不管过饥或过饱都会影响宝宝的脾胃功能，造成消化吸收不良，从而导致夜间睡不安稳，即中医所说的"胃不和则卧不安"。

清心经 　清心火，促睡眠

取穴 ❖ 中指末节螺纹面。

操作 ❖ 用拇指指腹逆时针旋推宝宝心经 100～300 次。

功效 ❖ 清心经可清心火，促进睡眠。

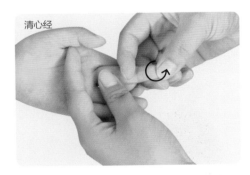

清心经

补脾经 　健脾胃，促消化

取穴 ❖ 拇指末节螺纹面。

操作 ❖ 用拇指指腹顺时针旋推宝宝脾经 100～300 次。

功效 ❖ 补脾经可促进宝宝脾胃消化，让宝宝睡眠香甜。

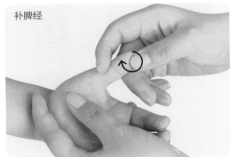

补脾经

清胃经 　消食导滞

取穴 ❖ 大鱼际外侧，赤白肉际处。

操作 ❖ 用拇指指腹从宝宝掌根向拇指指根方向直推 200 次。

功效 ❖ 清胃经可促进食物消化吸收，让宝宝安然入睡。

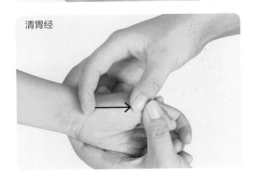

清胃经

常见小病痛，按按捏捏好得快

宝宝的生理特点为：肌肤柔嫩、肠胃娇弱，筋骨不强、血脉不充，免疫力低，生长快、代谢快、吸收快。这些生理特点决定了宝宝易生病，病情变化多而又迅速。

❖ 宝宝容易被哪些病盯上

在外，宝宝易受风寒湿热等外邪侵犯；在内，又易被乳食不节所伤，从而易导致感冒、咳嗽、哮喘等肺系病症，以及厌食、便秘、泄泻等脾胃系病症。

❖ 宝宝常见小病痛，推拿就能搞定

生活中宝宝常见的小病痛，通过在穴位（或部位）上按按捏捏一般能取得很好的调理效果。

例如，宝宝出门吹风有点感冒了，打喷嚏、流鼻涕、喉咙有点痒，就可以给他开天门、推坎宫、运太阳、拿风池。第二天妈妈就会发现宝宝的感冒症状有明显好转。

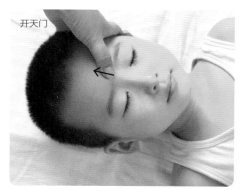

拇指自下而上交替直推天门 30~50 次

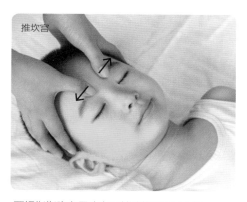

两拇指指腹自眉头向眉梢分推坎宫 24 次

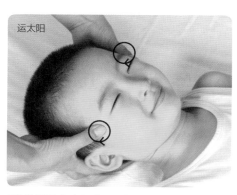

用拇指指腹运太阳穴 50 次

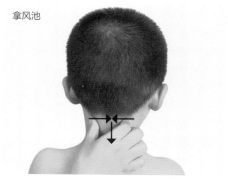

用拇、食二指拿捏宝宝风池穴 3~5 次

怎样给宝宝做推拿

宝宝的穴位和大人不同

宝宝处在生长发育过程中，他们的经络和穴位是不断变化的。所以宝宝经络、穴位的位置和功用与成人是有一定差异的。

❖ 5 个手指对应的穴位不同

小儿：从拇指至小指五个手指尖螺纹面分别对应脾经、肝经、心经、肺经、肾经。

成人：五个手指不代表整条经络。

❖ 穴位的形状不同

小儿：穴位分布在全身各个地方，既有穴位点，也有根据经络走向呈线状的，还有随着身体区域性反应而呈现面状的，如小天心、二扇门、一窝风等是点状的，三关、天河水、六腑是线状的，而腹部、板门则是面状的。

成人：穴位几乎都是点状的。

❖ 有相似也有不同

相似之处：无论是小儿推拿，还是成人推拿，推拿太阳穴、人中穴、足三里穴等的方法是相似的。

不同之处：例如推拿攒竹穴，成人叫推拿攒竹穴，而小儿叫推坎宫。

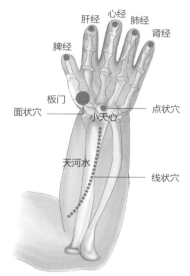

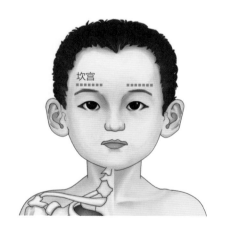

简便易掌握的取穴方法

穴位是腧穴的俗称，又称气穴，"腧"通"输"，有传输的意思，穴即空隙。穴位推拿可以调和脏腑、疏通经络、平衡阴阳，促进气血畅通，从而保证身体健康。取穴的方法很多，以被推拿者的手指为标准来取穴的方法，称为"手指同身寸取穴法"。因个人手指的长度和宽度与其他部位存在一定的比例关系，所以可用被推拿者本人的手指来测量定穴。一般来说，手指同身寸取穴法是最常用、最简便的取穴方法。

小儿推拿常用取穴方法如下。

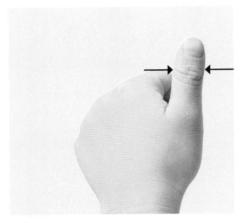

1寸
以被推拿者拇指指关节的横度作为1寸

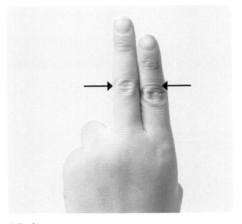

1.5寸
以被推拿者食指和中指并指的横度作为1.5寸

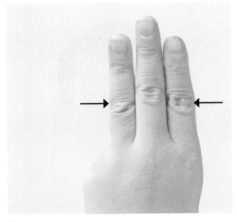

2寸
以被推拿者食指、中指和无名指并指的横度作为2寸

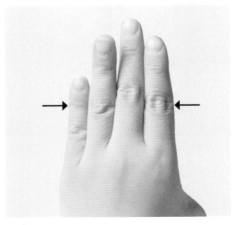

3寸
又称"一夫法"。是被推拿者将食指、中指、无名指、小指并拢，以中指中节横纹处为准，四指横度作为3寸

每天按捏5分钟 宝宝长得高 睡得香 身体棒

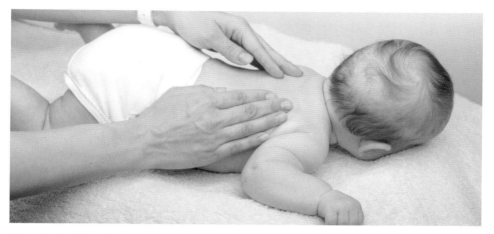

给宝宝推拿，别用大人手法

小儿推拿能够提高宝宝的免疫力和抵抗力，可以帮助其预防疾病。但是需要注意的是，小孩的推拿手法和大人的推拿手法还是有一定区别的。

❖ 大人做推拿，需要一定的力度才有效果

大人做推拿，需要一定的力度才会有好的效果，其手法大多以捏、压、按、推、搓、拿、揉等为主。关节部位还要用到扳法、摇法和拉伸法。为何大人推拿要用一定力度呢？因为大人的皮肤、肌肉、脏腑已经成熟，相对厚实、强壮，所以用力才会有作用。而宝宝的皮肤、经络发育还不健全，脏腑还娇嫩，推拿手法不当很容易使宝宝受伤。

❖ 小儿推拿动作要轻柔

给宝宝做推拿，动作要轻柔，并且适当放慢，一般以运、摩、揉、推、捏为主。一般手法以拇指朝内，其余四指朝外，手掌分开成八字形，沿着直线慢慢下推。推拿顺序可以由肩颈部从上往下走，也可从尾椎开始从下往上走至肩颈部，尽量使用揉法、捏法。遇到点状穴用指揉法，可用指腹来揉；遇到线状穴、面状穴可用掌心和掌根来揉。

李大夫答疑 ❖

问 给宝宝做推拿，手法要注意什么，宝宝才容易接受？

答 给宝宝做推拿主要是控制好力度。推拿时先给宝宝抹上按摩油，避免搓伤宝宝娇嫩的皮肤。冬天给宝宝推拿腹部时，大人先将双手搓热。

推拿前要做哪些准备

正确地给宝宝做推拿，能起到提高免疫力的作用。推拿不当不仅起不到任何作用，反而会伤害宝宝。因此，父母要学会一些推拿常识。在给宝宝做推拿前，还要做好以下准备。

❖ 室温要适当

室温最好控制在 25～28℃。室温过高，宝宝的推拿部位和大人的手部易出汗，会影响操作；室温过低，则易使宝宝受到寒凉刺激，还会引起宝宝紧张。

❖ 推拿的高度要适中

可以在较硬的床上、桌面上做推拿，注意高度要调好，以免妈妈给宝宝做完推拿，自己却落下腰痛的毛病。

❖ 桌上要铺毛巾

给宝宝推拿前，在桌上或床上先铺上柔软的毛巾，再让宝宝躺着推拿。特别提醒2 岁以下宝宝的家长，推拿时可以给宝宝穿上纸尿裤，以免推拿过程中宝宝突然撒尿或大便。

❖ 挑选最佳推拿时机

父母在推拿前一定要注意观察宝宝的表情和情绪，如果宝宝眼睛看起来明亮有神，逗他时会笑，一般就是做推拿的好时机。妈妈可以边推拿边和宝宝玩，也可以放轻柔的音乐稳定宝宝的情绪。

❖ 光线不要直射

推拿时光线不要太亮，尽量不要直射宝宝眼部，最好是用反射光线，这样会让宝宝有安全感，推拿时既舒服又开心。

❖ 保持温和的态度

推拿过程中，大人的态度要保持温和，争取宝宝的积极配合，防止宝宝产生恐惧心理，影响操作。父母情绪不好时，不要给宝宝做推拿，先调整好自己的身心状态再给宝宝推拿。

推拿的室内环境要干净舒适

推拿的室内环境要舒适安静，整洁干净，空气流通，光线柔和，温度适宜，避免无关人员走动。

天气寒冷时，父母要保持两手温暖

天气寒冷时，父母给宝宝做推拿要保持两手温暖，搓热双手后再推拿，避免宝宝因不良刺激产生恐惧心理，影响效果。

父母情绪不佳时，不要给宝宝做推拿

给宝宝做推拿是一种爱的传递，要让宝宝感受到你的爱。所以，这就需要父母有良好的身心状态。父母情绪不好时，不要给宝宝做推拿，先调整好自己的身心状态再做。

推拿中不可忽视的细节

推拿时，父母要认真和蔼

给宝宝推拿时，父母态度要认真和蔼，耐心细致，随时观察宝宝反应。

光线不要直射

推拿时的光线不要太强，不要直射宝宝眼部，最好是用反射光线，这样会让宝宝有安全感，推拿时既舒服又开心。

推拿时，一般要先用柔和手法

给宝宝做推拿，一般应先用柔和手法，争取宝宝的配合，然后再按处方要求做推拿。

每次推拿前后，父母都要清洗双手

给宝宝每做一次推拿，父母都要在推拿前后认真清洗双手，保持清洁，避免细菌感染。

李大夫答疑 ❖

问 宝宝睡着后，如何给他做推拿？

答 宝宝睡觉时很安静，能更好地配合父母。同时穴位定位会更准确，但需要注意几点：
  （1）应在宝宝饭后或喂奶后30分钟再做推拿。
  （2）推完后30分钟内不宜喂奶，防止宝宝溢奶。
  （3）宝宝睡着后推拿手法要轻柔，不要影响宝宝正常的睡眠。

对症加介质，推拿效果增

推拿介质是指在推拿施术部位、穴位的皮肤上涂敷的不同剂型、对推拿调理起辅助作用的物质，也称推拿递质。有些推拿介质不仅能润滑皮肤，还能增强推拿的调理效果，起到事半功倍的作用。

❖ 汁剂

即挤压药材鲜品等取汁，也可以加少量清水做成水剂。

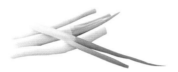

大葱汁

大葱有发汗解表、通阳利水的功效。蘸其汁进行推拿，能够增强调理风寒感冒、鼻塞、流清涕等病症的效果。

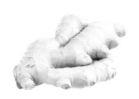

生姜汁

生姜有解表散寒、温中止呕的作用。蘸其汁做推拿，能增强调理风寒感冒、头痛无汗、咳喘、胃寒呕吐、腹部冷痛等病症的效果。

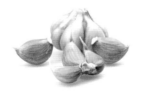

大蒜汁

大蒜有温中健脾、杀虫止痒的作用。蘸其汁做推拿，可增强调理小儿感冒、咳嗽、疹子、瘙痒、红肿等病症的效果。

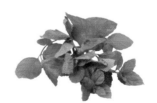

薄荷汁

薄荷有散风清热的作用。蘸其汁进行推拿，可增强调理小儿外感风热、头痛、鼻塞、发热、咽喉肿痛、咽痒、口腔溃疡、风火牙痛等病症的效果。

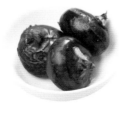

荸荠汁

荸荠有清热明目、消积化痰的作用。蘸其汁做推拿，能增强调理小儿脾虚发热、积食等病症的效果。

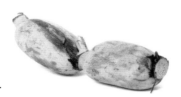

莲藕汁

生莲藕有清热生津、凉血散瘀的作用。蘸其汁做推拿，能增强调理小儿积食、肌肤瘙痒等病症的效果。

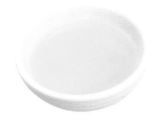

鸡蛋清

鸡蛋清有补益脾胃、润泽肌肤、消肿止痛的作用。蘸鸡蛋清做推拿，能增强调理小儿发热、咳嗽、积食、皮肤干燥等病症的效果。

❖ 水剂

　　水剂是用温水浸泡某些药物的水溶液（浸泡时要不断搅拌）。通常来说，花草叶类的药物需要浸泡 20～30 分钟，如菊花、麻黄等；木质类的药物浸泡时间较长，如沉香、木香等，约 1 小时或更长时间。

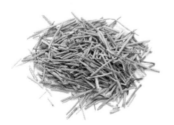

麻黄浸液

麻黄有发汗解表、平喘利尿的作用。蘸其液进行推拿，能够增强调理小儿风寒感冒表实证之发热无汗、头身疼痛等病症的功效。

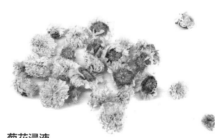

菊花浸液

菊花有散风清热、明目的作用。蘸其液进行推拿，可增强调理小儿感冒、头痛、发热、目赤肿痛等病症的效果。

❖ 粉剂

　　最常用的粉剂是滑石粉或以滑石粉为主的粉剂，如婴儿痱子粉等，有清热渗湿、润滑皮肤、防损止痒的作用。推拿时使用粉剂，能增强调理小儿发热、皮肤瘙痒等病症的效果。

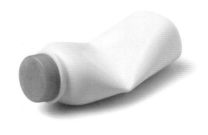

小儿推拿的禁忌证

1

某些急性传染病不适用推拿疗法，如猩红热、水痘、肝炎、肺结核等。

2

各种恶性肿瘤的局部应避免推拿施术。

3

对患有出血倾向疾病的小儿，如白血病、再生障碍性贫血等，正在出血和内出血的部位应禁用推拿疗法。

4

骨、关节结核和化脓性关节炎局部应避免推拿。

5

烧伤、烫伤和皮肤破损未修复的局部禁施推拿。

6

各种皮肤病患处不宜推拿施术。

7

骨折早期未愈合的局部和截瘫初期阶段不适用推拿疗法。

8

极度虚弱及危重病患儿和有严重的心、肝、肾脏疾病小儿不适用推拿疗法。

9

对诊断不明确的急性病症，一般应首先明确诊断、确定治疗方案，再遵医嘱进行推拿。

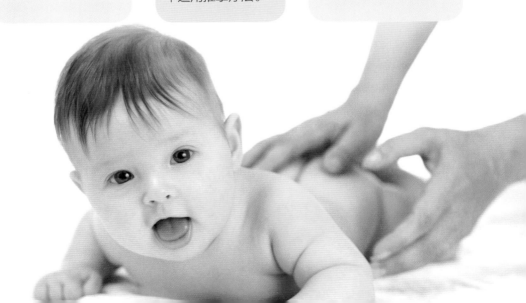

每天按捏5分钟 宝宝长得高 睡得香 身体棒

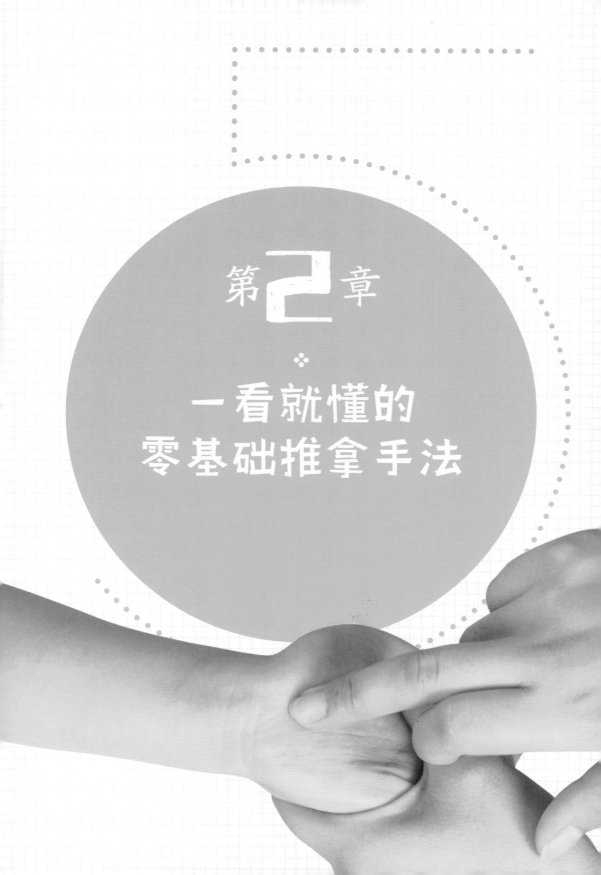

第2章

一看就懂的
零基础推拿手法

常用单式推拿手法

推法

在小儿推拿中，根据操作路径的不同，将推法分为四大类：直推法、分推法、合推法、旋推法。

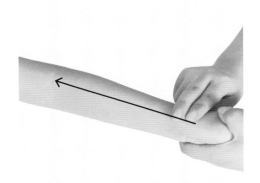

清天河水

直推法

操作 ❖ 以拇指桡侧或指腹，或食、中二指指腹在穴位上做直线推动。

应用 ❖ 主要用于线性穴位，如用于头面部的开天门、推坎宫，用于上肢的推三关、清天河水、退六腑，用于下肢的推箕门等。

要领 ❖ 直推时要始终如一，呈直线单行方向。

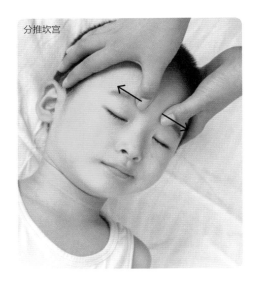

分推坎宫

分推法

操作 ❖ 用两手拇指指腹或桡侧，或食、中二指指腹，自穴位向两旁做分向推动，或做"八"字形推动。

应用 ❖ 分推法多用于起式，能分别阴阳，分理气血，激活经络与穴位，如分推坎宫。

要领 ❖ 推动穴位时，动作须有节律性，用力均匀柔和。

每天按捏 5 分钟　宝宝长得高　睡得香　身体棒

合推法

操作◈用两手拇指指面自穴位两旁向穴中推动合拢，此法动作方向与分推法相反。

应用◈合推法多用于收功，如合推手阴阳。

要领◈拇指或食、中二指指间各关节要自然伸直，不要有意屈曲。

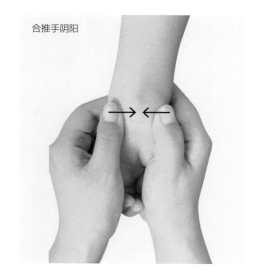
合推手阴阳

旋推法

操作◈以拇指指腹在穴位上做顺时针或逆时针方向回旋推动。

应用◈该法多用于五指螺纹面，作用于五经穴，如旋推脾经、肺经、肾经。

要领◈该法与指摩法相似，但指摩法力度轻，不带动皮下组织，即"皮动肉不动"，而旋推力度重，"皮动肉也动"。

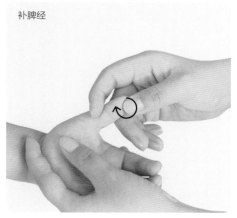
补脾经

揉法

操作◈用指腹、手掌大鱼际或掌根，在某个部位或者穴位上，做顺时针或逆时针方向回旋揉动。

应用◈拇指指腹揉板门，能健脾益胃；掌揉多用于腹部，是治疗小儿腹痛、腹胀、食积、便秘等病症的重要方法；揉鱼际在面部运用较多。

要领◈操作时，压力要均匀着实，动作宜轻柔而有节律性。

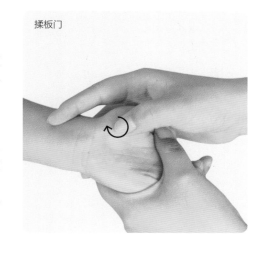
揉板门

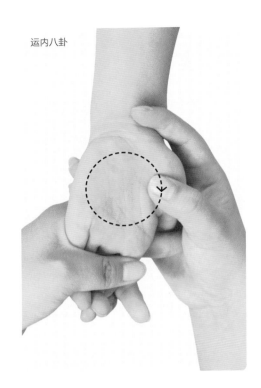

运内八卦

运法

　　运法的力度比摩法稍重，比推法轻。运法的速度比推法慢。这种方法，宝宝能愉快地接受，调理效果也好。

操作 ❖ 用拇指或食指、中指的指腹按在穴位上，由此往彼做弧形或环形运动。

应用 ❖ 常用于面状穴的操作，如运手掌内八卦等。

要领 ❖ 注意沉肩、坠肘、松腕。

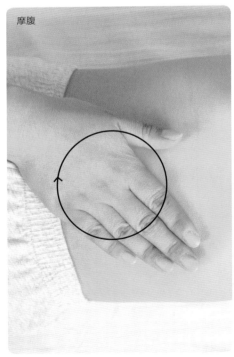

摩腹

摩法

　　在皮肤表面做较轻的环形运动称为摩法。操作时，用手掌或手指在皮肤表面做回旋性运动。由于仅在皮肤表面轻轻摩动，手法轻柔，宝宝能愉快地接受。

操作 ❖ 用手掌掌面或食、中、无名指指腹附于宝宝身体的穴位或部位上，做环形、有节律的摩旋。

应用 ❖ 指摩法常用于点状穴位，如摩百会、摩中脘；掌摩法多用于腹部。指摩法稍轻快，掌摩法稍重缓。

要领 ❖ ①紧贴皮肤，力度较轻，速度均匀，皮动肉不动。②食、中、无名指三指摩时，手指应并拢。

拿法

操作 ❖ 用拇指与食、中二指相对捏住某一部位或穴位，逐渐用力内收，并做持续的揉捏动作。

应用 ❖ 放松及消除疲劳的手法。具有疏通经络、活血化瘀之效，用于肢体疼痛、强直，肩背酸楚等，如拿四肢、拿肩井。

要领 ❖ 捏而提起谓之拿，操作时，肩臂要放松，腕掌要自然蓄力，用拇指指腹着力。

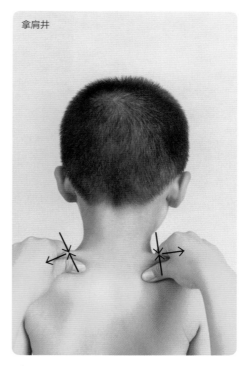

拿肩井

擦法

用指、掌或鱼际紧贴皮肤，稍用力下压并做上下或左右直线往返摩擦，使之产生一定的热量，称为擦法。

操作 ❖ 擦法分为指擦法、掌擦法、大鱼际擦法、小鱼际擦法 4 种。

应用 ❖ 擦法属于温热刺激，能温经通络、温经散寒。如小鱼际横擦风池穴、风府穴可祛风解表散寒；擦命门穴可温补肾阳止遗；全掌擦关元穴可温阳止泻。

要领 ❖ ①直线往返，不可歪斜。②着力部位紧贴皮肤，力度适中，不可擦破皮肤。

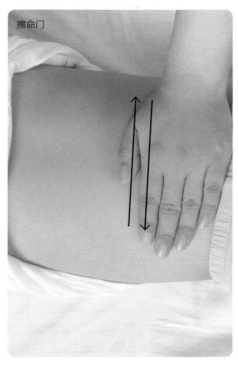

擦命门

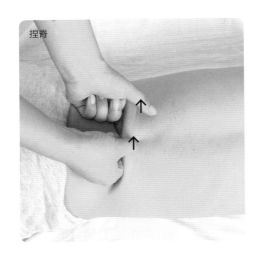

捏脊

捏法

操作 ❖ 用拇指桡侧缘顶住皮肤，食、中二指前按，三指同时提拿皮肤，双手交替捻动向前。

应用 ❖ 多用于化积、化痰、行水，尤长于治疗疳积，临床又有"捏积"之称。

要领 ❖ 操作时两手交替进行，不可间断，不要带有拧转，捻动须直线进行，不可歪斜。

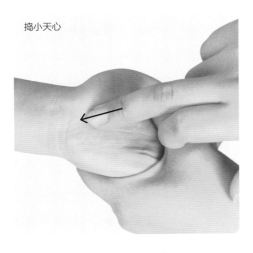

捣小天心

捣法

操作 ❖ 瞬间击打穴位的方法称为捣法。成人为叩击，小儿为指捣。可用屈曲的中指指端，或以食、中指屈曲的指间关节髁击打。

应用 ❖ 用于点状穴区，特别是四肢关节处，能活络通关，如捣小天心；也用于头部、额部等肌肉较少之处。

要领 ❖ 小儿穴区小，应注意部位的固定和击打的准确性。

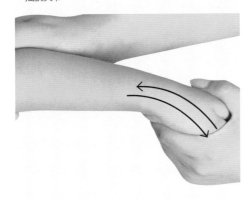

摇腕关节

摇法

操作 ❖ 使小儿肢体做被动的环转运动的方法。以一手托住或握住需要摇动关节的近端，另一手握住其远端，双手协调，做相反方向的环转运动。

应用 ❖ 常用于肩、肘、腕、髋、膝、踝等关节。

要领 ❖ 摇动的范围由小至大，频率由慢渐快。

特效复式推拿手法

黄蜂入洞 **缓解鼻塞**

主治 ⁕ 外感风寒、鼻塞不通、发热无汗、流涕等。

部位 ⁕ 两鼻孔。

手法 ⁕ 左手扶宝宝头部，右手食、中二指指腹在宝宝两鼻孔下缘轻轻揉动，揉20~30次。

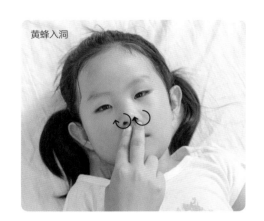
黄蜂入洞

猿猴摘果 **化痰止咳**

主治 ⁕ 食积、夜寐不安等。

部位 ⁕ 两耳尖及两耳垂。

手法 ⁕ 用两手食、中二指夹持宝宝两耳尖向上提拉20~30次，然后再夹持两耳垂向下牵拉20~30次。

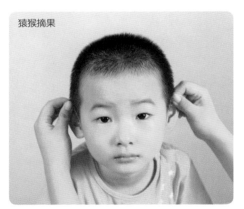
猿猴摘果

水底捞月 **清心除烦**

主治 ⁕ 发热、烦躁等。

部位 ⁕ 掌心。

手法 ⁕ 掌心向上，用拇指端蘸水，由宝宝小指根经掌小横纹、小天心推运至内劳宫，边推运边吹凉气，30~50次。

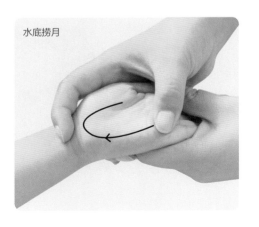
水底捞月

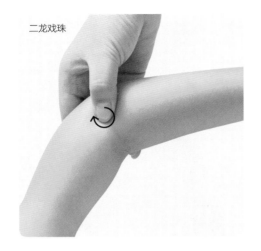

二龙戏珠

二龙戏珠 调和气血，镇惊

主治 ❖ 惊风、夜卧不安等。

部位 ❖ 前臂。

手法 ❖ 家长左手持宝宝手臂，使其前臂伸直、掌心朝上，以右手拇、食二指自宝宝总筋（腕横纹又称大横纹，其中点即为总筋）起，相互交替向上点按至曲池穴（手肘弯曲有横纹的凹陷处），并按揉曲池穴，此为一次，共操作 20～30 次。

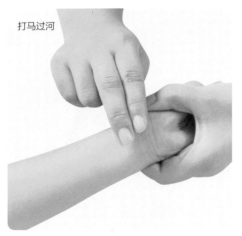

打马过河

打马过河 退热，活络，通利关节

主治 ❖ 恶寒发热、手臂麻木、肘腕关节活动不利等。

部位 ❖ 手臂。

手法 ❖ 运内劳宫 30～50 次后，用右手食、中二指指腹蘸凉水，由宝宝总筋起弹打至曲池穴，边弹打边吹凉气，称为打马过河，又称打马过天河，操作 10～20 遍。

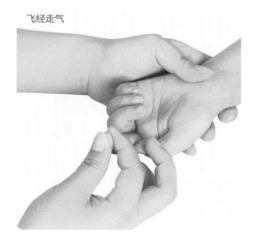

飞经走气

飞经走气 行气活血，清肺化痰

主治 ❖ 肺炎引起的痰鸣、气逆等。

部位 ❖ 手指。

手法 ❖ 用左手拿住宝宝手腕，右手指从曲池穴弹击至总筋，反复几遍，右手屈伸摆动宝宝四指数次。

苍龙摆尾 **通二便**

主治✧便秘、尿少等。

部位✧臂肘及手指。

手法✧右手托宝宝肘处，左手拿住宝宝除拇指外的四指，双手配合，左右摆动，如龙摆尾之状，操作20～30次。

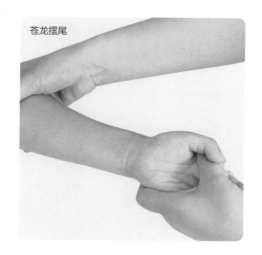

苍龙摆尾

单凤展翅 **调和气血，宣肺化痰**

主治✧虚烦发热、寒痰咳嗽等。

部位✧中指。

手法✧用左手拇、食二指按捏宝宝内、外劳宫处，右手先掐中指端，然后拿中指摇动，操作10～20次。

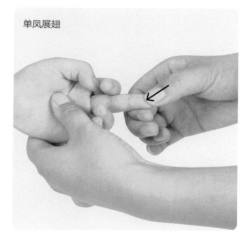

单凤展翅

双凤展翅 **祛风寒，止咳嗽**

主治✧风寒咳嗽等。

部位✧手掌及手腕。

手法✧用双手食、中二指固定宝宝腕部，同时以两拇指分别掐揉宝宝精宁穴和威灵穴，同时令宝宝腕关节上下摆动如凤凰展翅状，操作30～40次。

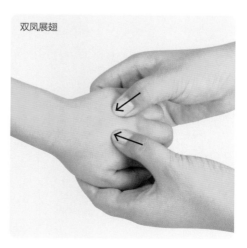

双凤展翅

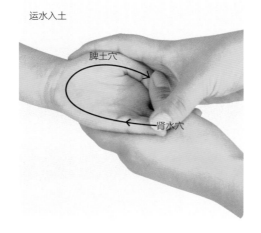

赤凤摇头

赤凤摇头 消胀定喘

主治 ❖ 小儿疳积、腹胀、咳喘胸闷等。

部位 ❖ 食指。

手法 ❖ 用左手托宝宝左肘部，右手拇指
及食、中二指捏住宝宝的食指或
中指，上下摇动（肘关节做屈、
伸动作），如赤凤点头状，操作
20～30次。

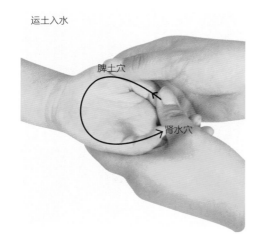

运水入土

脾土穴

肾水穴

运水入土 健肾利尿，止泻通便

主治 ❖ 脾虚体弱、泄泻、小便不利等病症。

部位 ❖ 手掌。

手法 ❖ 左手拿住宝宝四指，掌心向上，
右手拇指指腹由宝宝小指肾水穴
推运起，经过掌小横纹、小天
心到拇指脾土穴处，单向运动
100～200次。

运土入水

脾土穴

肾水穴

运土入水 清湿热，滋补肾水

主治 ❖ 小便频数、下腹胀痛、吐泻等。

部位 ❖ 手掌。

手法 ❖ 左手拿住宝宝四指，掌心向上，
右手拇指外侧缘从宝宝拇指脾土
穴推运起，经过小天心、掌小横
纹到小指肾水穴处，单向运动
100～200次。

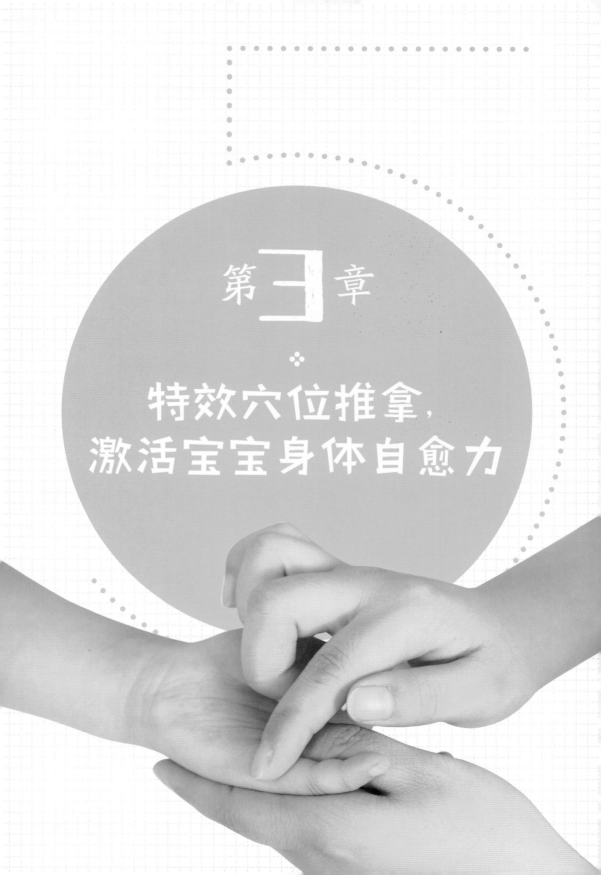

第3章

特效穴位推拿，
激活宝宝身体自愈力

头面部特效穴位

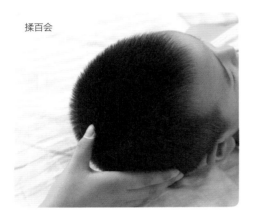

揉百会

揉百会　缓解头痛

主治 ⟡ 头痛、久泻、遗尿等。

取穴 ⟡ 头顶正中心，两耳尖连线的中点。

操作 ⟡ 用拇指指腹轻揉宝宝百会穴20次。

专家提示 ⟡ 百会穴在宝宝2~3岁才能完全长好出现，故此方法适用于3岁以上儿童。

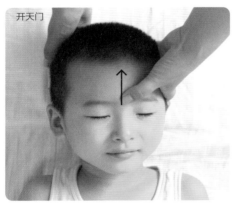

开天门

开天门　主治感冒发热

主治 ⟡ 感冒发热、头痛等。

取穴 ⟡ 眉心至前发际成一直线。

操作 ⟡ 用拇指指腹自宝宝眉心向额上直推至发际，推50次。

专家提示 ⟡ 对体质虚弱、出汗较多的宝宝慎用。

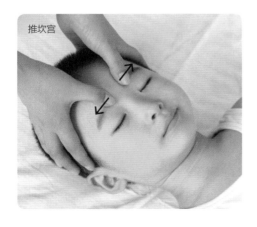

推坎宫

推坎宫　外感发热不用愁

主治 ⟡ 感冒发热、头痛、目赤痛等。

取穴 ⟡ 自眉心起至眉梢成一横线。

操作 ⟡ 用两拇指指腹自宝宝眉心分推至眉梢，推50次。

专家提示 ⟡ 调理宝宝外感发热、头痛，最好配合开天门50次，再推坎宫50次。

每天按捏5分钟
宝宝长得高　睡得香　身体棒

运太阳　缓解头痛

主治 ◈ 发热、头痛、头晕等。

取穴 ◈ 外眼角与眉梢连线的中点后方的凹陷处。

操作 ◈ 以两拇指或中指指腹在太阳穴揉动，揉 50 次。

专家提示 ◈ 主要用于外感发热。

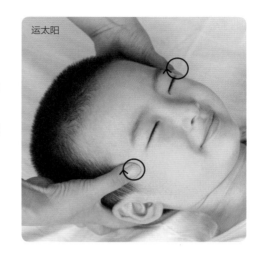

运太阳

按揉迎香　通鼻窍

主治 ◈ 鼻塞流涕、口眼㖞斜，也用于感冒或慢性鼻炎引起的鼻塞流涕、呼吸不畅等。

取穴 ◈ 鼻翼外缘，鼻唇沟凹陷中。

操作 ◈ 用两手中指指腹分按宝宝两侧迎香穴，揉 20~30 次。

专家提示 ◈ 宝宝鼻塞时，两指按揉迎香穴直至鼻内有通气的感觉，手法要轻柔。

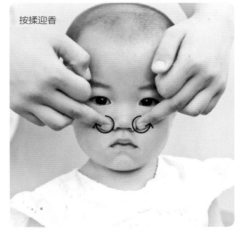

按揉迎香

按揉睛明　明目止痛

主治 ◈ 头痛、目赤肿痛、近视、弱视、斜视等。

取穴 ◈ 目内眦旁 0.1 寸，左右各一穴。

操作 ◈ 用拇指端按揉宝宝睛明穴（向眼睛正上方点揉）10~20 次。

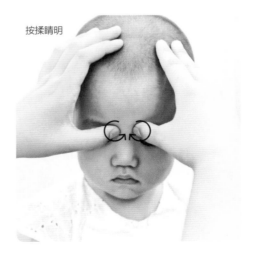

按揉睛明

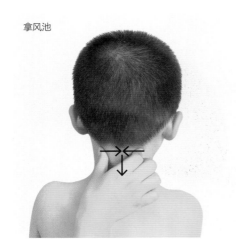

拿风池

拿风池 **感冒好得快**

主治⁂ 外感风热、咽喉疼痛等。

取穴⁂ 枕外隆突下，胸锁乳突肌与斜方
　　　肌之间的凹陷处，左右各一穴。

操作⁂ 用拇指和食指提拿宝宝风池穴
　　　100 次。

专家提示⁂ 拿风池可治疗外感风寒引起
的头痛、头晕。

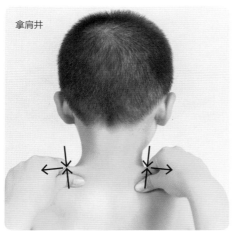

拿肩井

拿肩井 **疏通气血，治感冒**

主治⁂ 感冒、惊厥、上肢不能自如抬起
　　　等。

取穴⁂ 在大椎与肩峰连线的中点，肩部
　　　筋肉处。

操作⁂ 用拇指与食、中二指对称用力提
　　　拿宝宝肩井穴 100 次。

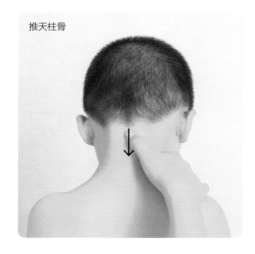

推天柱骨

推天柱骨 **快速止咽痛**

主治⁂ 发热、颈痛、咽痛等。

取穴⁂ 颈后发际正中至大椎穴成一直线。

操作⁂ 用拇指指腹自上而下直推天柱骨
　　　100 次。

胸腹部特效穴位

揉天突　治咳嗽、止呕吐

主治：咳嗽、气喘、胸痛、咽喉肿痛、
　　　　打嗝等。
取穴：胸骨上窝正中。
操作：用中指指腹揉宝宝天突穴50~
　　　　100次。
专家提示：调治咳嗽时可一边揉天突穴，
一边让宝宝吐气，重复数次就能起到止
咳功效。

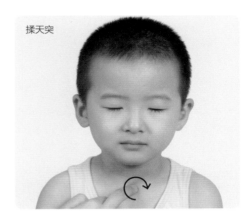
揉天突

揉膻中　胸闷气喘一推就好

主治：呕吐、胸闷、咳嗽等。
取穴：两乳头连线的中点。
操作：用拇指、食指或中指指腹在宝
　　　　宝膻中部位施行揉法，操作
　　　　50~100次。

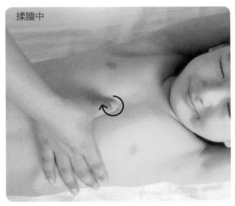
揉膻中

揉中脘　胃痛好得快

主治：食积、脘腹胀痛、泄泻、便秘等。
取穴：位于肚脐上4寸，胸骨下端剑突
　　　　至肚脐连线的中点处。
操作：用食、中二指指腹揉中脘穴，
　　　　50~100次。

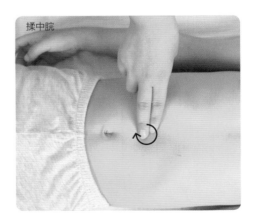
揉中脘

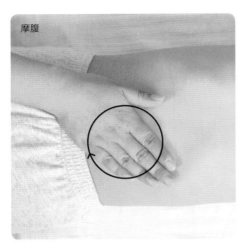

摩腹

摩腹　健脾胃，止腹泻

主治❖ 脾胃疾病。

取穴❖ 腹部。

操作❖ 用手掌或四指摩宝宝腹部100~200次。

专家提示❖ 逆时针摩为补，顺时针摩为泻，往返摩为平补平泻。

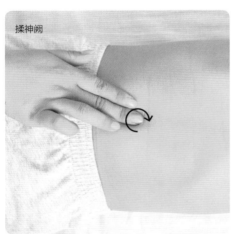

揉神阙

揉神阙　腹泻、便秘的克星

主治❖ 脾胃虚寒引起的久泻、脱肛，脾肾阳虚所致的遗尿、水肿等。

取穴❖ 肚脐正中。

操作❖ 用拇指或食、中二指指腹揉神阙穴100~200次。

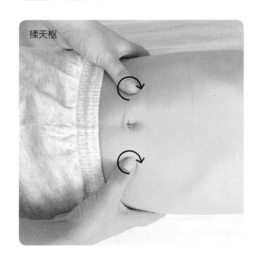

揉天枢

揉天枢　促进消化

主治❖ 积滞、泄泻、腹胀、便秘、腹痛等。

取穴❖ 位于肚脐旁开2寸处，左右各一穴。

操作❖ 用拇指指腹揉宝宝天枢穴100~200次。

揉关元 赶走腹痛、腹泻

主治 ⟡ 调理体质虚弱，反复感冒、咳喘，长期腹泻；也可调理尿频、遗尿等。

取穴 ⟡ 位于脐下3寸。

操作 ⟡ 用拇指或中指指腹揉宝宝关元穴1~3分钟。

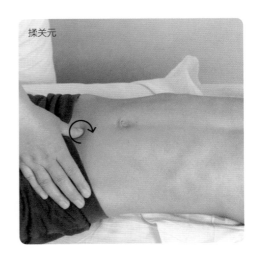

揉关元

拿肚角 治便秘、腹痛

主治 ⟡ 腹痛、便秘、腹胀等。

取穴 ⟡ 腹部，位于肚脐下2寸旁开2寸处。

操作 ⟡ 用拇指和食、中二指相对用力拿捏宝宝肚角1~3次。

专家提示 ⟡ 拿肚角为止腹痛要穴，效果很好。

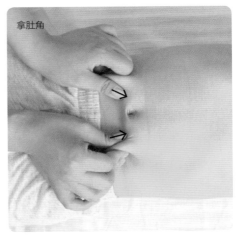

拿肚角

分推腹阴阳 调理脾胃

主治 ⟡ 脾胃不和引起的腹痛、厌食、泄泻等。

取穴 ⟡ 腹部剑突至平脐处。

操作 ⟡ 双手拇指从剑突起，分别向两边推，边推边向下移动，直到平脐为止，分推100次。

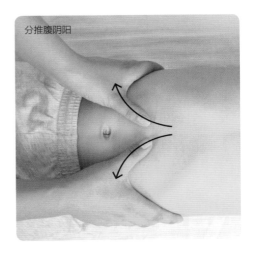

分推腹阴阳

腰背部特效穴位

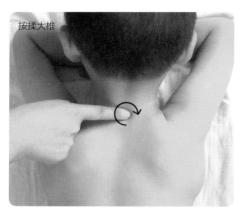
按揉大椎

按揉大椎　缓解发热

主治❖ 外感发热等。

取穴❖ 后背正中线上，位于第7颈椎与
第1胸椎棘突之间。

操作❖ 用食指指腹按揉宝宝大椎30~50次。

专家提示❖ 调理风寒感冒时，家长先将
两手掌搓热，然后按揉宝宝脖项大椎穴
的位置，效果更好。

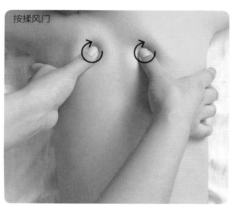
按揉风门

按揉风门　预防流感

主治❖ 伤风咳嗽、鼻塞多涕等。

取穴❖ 第2胸椎棘突下，脊柱正中线旁
开1.5寸处，左右各一穴。

操作❖ 用两拇指指腹按揉风门穴
50~100次。

专家提示❖ 流感高发季节，每天为宝宝
按揉风门，可以预防感冒。

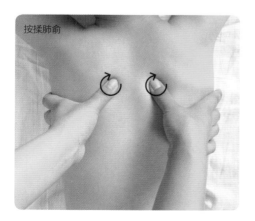
按揉肺俞

按揉肺俞　止咳化痰

主治❖ 咳嗽气喘、盗汗等。

取穴❖ 第3胸椎棘突下，脊柱正中线旁
开1.5寸处，左右各一穴。

操作❖ 用拇指指腹按揉宝宝肺俞穴
50~100次。

按揉脾俞　增加食欲

主治 ❖ 胃脘胀痛、呕吐呃逆等。

取穴 ❖ 第 11 胸椎棘突下，脊柱正中线旁开 1.5 寸处，左右各一穴。

操作 ❖ 用拇指指腹按揉宝宝脾俞穴 50~100 次。

专家提示 ❖ 按揉脾俞可调理宝宝厌食，先用两手拇指指腹按压脾俞穴，一按一松，20 次左右，再用两手拇指指腹按揉脾俞穴。

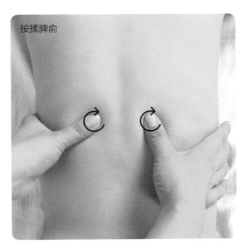

按揉脾俞

按揉胃俞　健脾和胃

主治 ❖ 胃脘胀痛、呕吐食积等。

取穴 ❖ 第 12 胸椎棘突下，脊柱正中线旁开 1.5 寸处，左右各一穴。

操作 ❖ 用拇指指腹按揉宝宝胃俞穴 50~100 次。

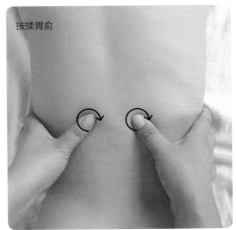

按揉胃俞

按揉肾俞　补肾益气治遗尿

主治 ❖ 尿频、遗尿、久喘、久泻等。

取穴 ❖ 第 2 腰椎棘突下，脊柱正中线旁开 1.5 寸处，左右各一穴。

操作 ❖ 用拇指指腹按揉宝宝肾俞穴 50~100 次。

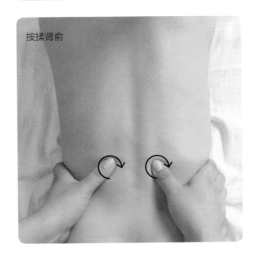

按揉肾俞

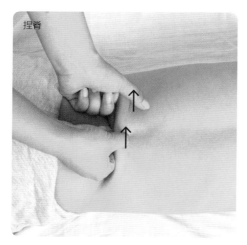

捏脊

捏脊 **强身健体**

主治 ❖ 惊风、发热、腹泻、呕吐、腹痛、便秘等。

取穴 ❖ 后背正中，整个脊柱，从大椎穴至长强穴成一直线。

操作 ❖ 用拇指和食、中二指合力自下而上提捏宝宝脊柱正中。捏脊通常捏 3~5 遍，每捏三下将脊背皮肤提一下，称为捏三提一法。

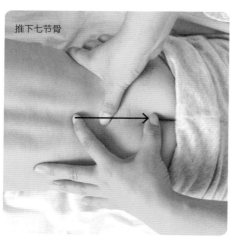

推下七节骨

推七节骨 **上推止泻，下推通便**

主治 ❖ 腹泻、便秘、痢疾、脱肛等。

取穴 ❖ 第 4 腰椎至尾骨端（长强穴）成一直线。

操作 ❖ 用拇指桡侧面或中指自下而上直推宝宝七节骨 50~100 次，称为推上七节骨；反之称为推下七节骨。

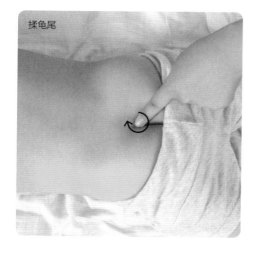

揉龟尾

揉龟尾 **调理宝宝便秘和腹泻**

主治 ❖ 腹泻、便秘等。

取穴 ❖ 尾椎骨末端。

操作 ❖ 用食指或中指指腹揉龟尾穴30 次。

专家提示 ❖ 操作此法时，要等宝宝进食结束半小时后方可进行。

上肢特效穴位

推脾经　**宝宝吃饭香**

主治 ⋄ 厌食、泄泻、积滞、疳积、神疲
乏力等。

取穴 ⋄ 拇指末节螺纹面。

操作 ⋄ 顺时针旋推为补脾经，逆时针旋
推为清脾经。推100～300次。
补脾经和清脾经统称推脾经。

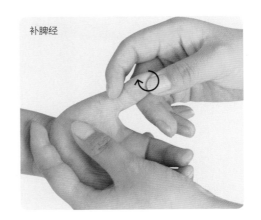
补脾经

推胃经　**清胃消食**

主治 ⋄ 胃热引起的口臭、口疮、呕吐、
便秘、腹胀等。

取穴 ⋄ 大鱼际外侧，赤白肉际处。

操作 ⋄ 从掌根方向向拇指指根方向直推
为清胃经，旋推为补胃经。推
100～300次。清胃经和补胃经统
称推胃经。

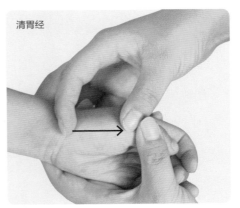
清胃经

清肝经　**宝宝安静不烦躁**

主治 ⋄ 烦躁、惊风、夜啼等。

取穴 ⋄ 食指末节螺纹面。

操作 ⋄ 用拇指指腹逆时针旋推肝经
100～300次。

专家提示 ⋄ 肝经宜清不宜补。

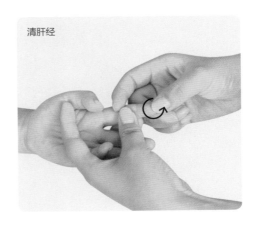
清肝经

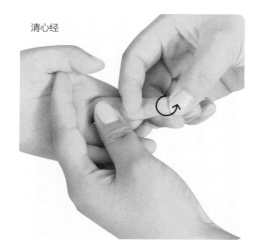

清心经

清心经 **清心火**

主治 ⋄ 热扰心经引起的烦躁、夜啼、小便短赤，以及心气不足导致的心神不宁等。

取穴 ⋄ 中指末节螺纹面。

操作 ⋄ 用拇指指腹逆时针旋推心经100～300次。

专家提示 ⋄ 宝宝心火过旺时，会表现为白天特别兴奋，晚上又特别闹腾，十分敏感。在家中可为宝宝清心经。

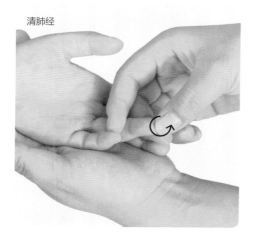

清肺经

推肺经 **感冒、鼻炎全解决**

主治 ⋄ 感冒、咳嗽、哮喘、鼻塞流涕、咽喉不利等。

取穴 ⋄ 无名指末节螺纹面。

操作 ⋄ 用拇指指腹顺时针旋推100～300次为补肺经，逆时针旋推100～300次为清肺经。补肺经和清肺经统称推肺经。

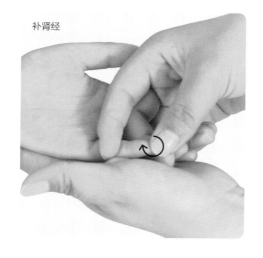

补肾经

补肾经 **增强体质**

主治 ⋄ 肾虚引起的遗尿、泄泻等。

取穴 ⋄ 小指末节螺纹面。

操作 ⋄ 用拇指指腹顺时针旋推肾经100～300次。

推大肠　调理肠道，止泻止痢

主治♦便秘、厌食。

取穴♦食指桡侧缘，自食指尖至虎口成一直线。

操作♦由虎口推向指尖100~300次，为清大肠；由指尖推向虎口100~300次为补大肠。补大肠和清大肠统称推大肠。

专家提示♦临床上常用大肠一穴调理泄痢、便秘。

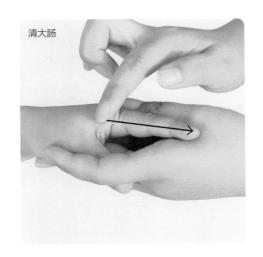

清大肠

推小肠　清热利尿

主治♦小便赤涩、遗尿等。

取穴♦小指尺侧缘，自指尖到指根成一直线。

操作♦从指尖直推向指根100~300次为补小肠；反之为清小肠。补小肠和清小肠统称推小肠。

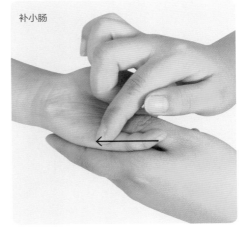

补小肠

推四横纹　消食开胃

主治♦食积、脘腹胀满、厌食等。

取穴♦双手掌面食指、中指、无名指、小指第一指间关节横纹处。

操作♦用拇指螺纹面从宝宝食指横纹处向小指横纹处直推50~100次。

专家提示♦宝宝出现腹痛、消化不良时，推四横纹100~200次，可缓解。

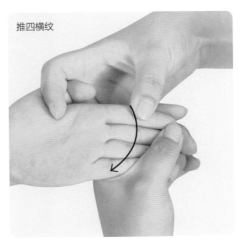

推四横纹

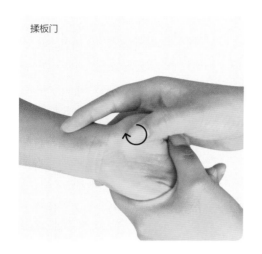

揉板门

揉板门 宝宝不积食

主治⬦ 食积、食滞、厌食、腹胀、腹痛等。

取穴⬦ 手掌大鱼际平面。

操作⬦ 以拇指指腹揉板门 50~100 次。

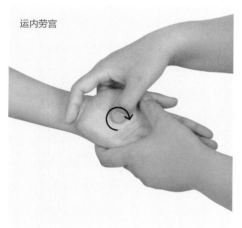

运内劳宫

运内劳宫 清热除烦

主治⬦ 发热、烦渴、口疮、牙龈糜烂、
虚烦内热等。

取穴⬦ 掌心正中，屈指时中指尖下取穴。

操作⬦ 可揉，可运，可掐。以拇指指
腹在掌心操作为运法，通常运
50~100 次。

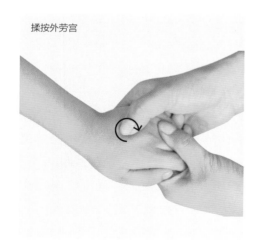

揉按外劳宫

揉按外劳宫 祛体寒

主治⬦ 泄泻、遗尿、汗出等。

取穴⬦ 手背第二、第三掌骨间凹陷处，
与内劳宫穴相对应。

操作⬦ 以拇指指腹揉按宝宝外劳宫穴
50~100 次。

揉按小天心　**镇惊安神睡得香**

主治 ✣ 小便不利、夜啼等。

取穴 ✣ 大小鱼际交界的凹陷处。

操作 ✣ 用拇指螺纹面揉按小天心
50~100 次。

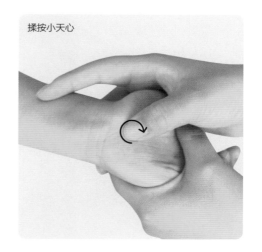

揉按小天心

运内八卦　**肠胃问题就找它**

主治 ✣ 胸闷、咳嗽、气喘、呕吐、厌食等。

取穴 ✣ 即手掌面，以掌心为中心，从中
心至中指指根距离的 2/3 为半径
所作的圆周。

操作 ✣ 常用运法。用拇指螺纹面自宝宝
手掌小鱼际处启运，沿顺时针方
向经大鱼际至起始处，为顺运内
八卦。反之为逆运内八卦。通常
运 50~100 次。

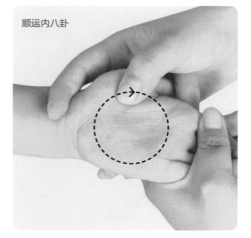

顺运内八卦

分推手阴阳　**总调一身阴阳**

主治 ✣ 实热引起的烦躁、口疮、夜啼、
惊风等。

取穴 ✣ 手腕部大横纹，其中点为总筋穴，
横纹两端桡侧为阳池穴，尺侧为
阴池穴，合称手阴阳。

操作 ✣ 用双手拇指指腹自总筋穴分推至
阴池穴、阳池穴。

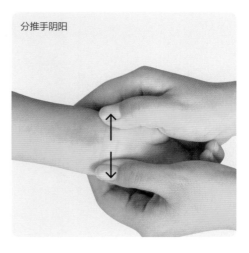

分推手阴阳

第3章
特效穴位推拿，
激活宝宝身体自愈力

49

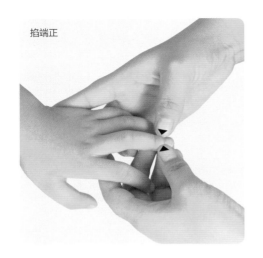
掐端正

掐端正 **快速止鼻血**

主治 ✧ 呕吐、腹泻、鼻出血等。

取穴 ✧ 掌背中指甲根两侧赤白肉际处，桡侧左端正，尺侧右端正。

操作 ✧ 用拇指指甲掐左右端正穴10～15次。

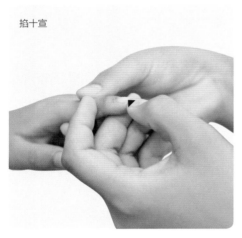
掐十宣

掐十宣 **治昏厥**

主治 ✧ 急热惊风、抽搐、烦躁不安等。

取穴 ✧ 两手十指尖，靠近指甲处。

操作 ✧ 用拇指指甲依次掐十宣穴，每个指尖掐3～5次。

专家提示 ✧ 临床上常用于急救。

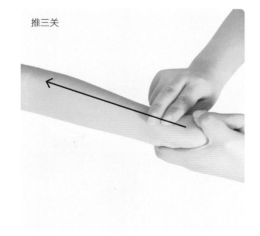
推三关

推三关 **体虚补一补**

主治 ✧ 虚寒证、厌食、自汗。

取穴 ✧ 前臂桡侧，腕横纹至肘横纹处。

操作 ✧ 食指、中指并拢，自宝宝腕横纹直推至肘横纹100～300次。

专家提示 ✧ 对调理虚寒性疾病效果很好，特别是一些经常生病、病后体虚的宝宝，可用推三关调理。

清天河水　**清热泻火**

主治 ◇ 外感发热、内热、烦躁、口渴、惊风等热性病症。

取穴 ◇ 前臂正中，总筋至曲泽穴（腕横纹至肘横纹）成一直线。

操作 ◇ 用食、中二指指腹自前臂正中腕横纹向肘横纹推 100 次。

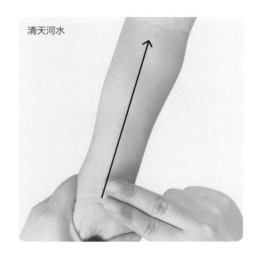

清天河水

退六腑　**积食发热有效果**

主治 ◇ 实热引起的食积、口臭、口疮、咽喉肿痛、便秘等。

取穴 ◇ 前臂尺侧，从腕横纹至肘横纹的一直线。

操作 ◇ 用拇指指腹或食、中二指指腹沿着宝宝的前臂尺侧，从肘横纹推向腕横纹，操作 100 次。

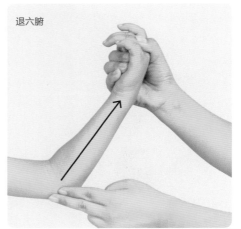

退六腑

按揉内关　**安神，止呕**

主治 ◇ 胃痛、呕吐、睡眠不安等。

取穴 ◇ 仰掌，腕横纹上 2 寸，当掌长肌腱与桡侧腕屈肌腱之间取穴。

操作 ◇ 用拇指指腹在宝宝内关穴上按揉 50~100 次。

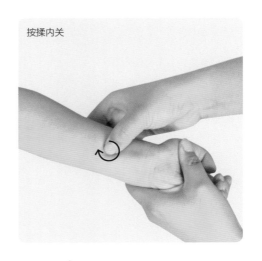

按揉内关

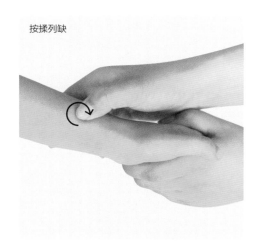
按揉列缺

按揉列缺　止咳化痰

主治 ⬩ 感冒无汗、头痛头晕、目赤肿痛、牙痛、咽喉肿痛、咳嗽痰多等。

取穴 ⬩ 桡骨茎突外侧。两虎口交叉，食指指端下取穴。

操作 ⬩ 用拇指指腹在宝宝列缺穴上按揉50～100次。

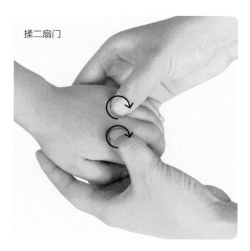
揉二扇门

揉二扇门　清火退热

主治 ⬩ 身热无汗。

取穴 ⬩ 掌背，中指背两侧的凹陷处。食、中指交界处为一扇门，中指与无名指交界处为二扇门。

操作 ⬩ 以两拇指指腹或一手食、中二指指端置于宝宝该穴处揉50～100次。

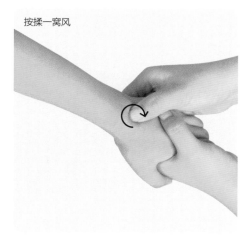
按揉一窝风

按揉一窝风　远离疼痛

主治 ⬩ 腹痛、关节疼痛、伤风感冒等。

取穴 ⬩ 手背腕横纹正中凹陷处。

操作 ⬩ 用拇指指腹按揉一窝风100次。

下肢特效穴位

按揉足三里　健脾理气

主治❖脾胃虚弱引起的反复感冒、厌食、疳积等。

取穴❖外膝眼下 3 寸，胫骨旁开 1 寸处。

操作❖用拇指指腹按揉足三里穴 50～100 次。

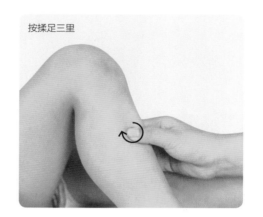

按揉足三里

按揉三阴交　活血，健脾胃

主治❖遗尿、尿频、惊风、消化不良等。

取穴❖小腿内侧，内踝尖上 3 寸，胫骨内侧缘后际。

操作❖用拇指或食指指腹按揉三阴交穴 50～100 次。

专家提示❖凡是宝宝盗汗较重，口渴喜饮，伴有舌红苔薄者皆可按揉此穴。

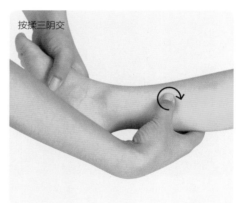

按揉三阴交

按揉丰隆　化痰专用穴

主治❖腹胀、咳嗽、痰多、气喘等。

取穴❖外踝上 8 寸，胫骨前嵴外 1 寸，左右各一穴。

操作❖用拇指指腹按揉丰隆穴 30～50 次。

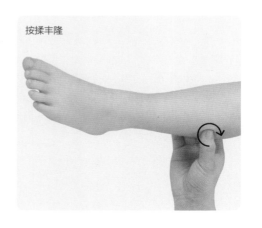

按揉丰隆

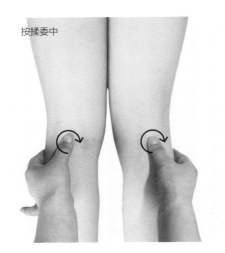

按揉委中

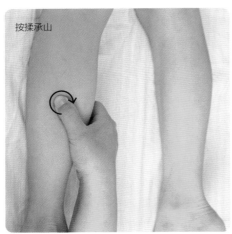

按揉承山

按揉涌泉

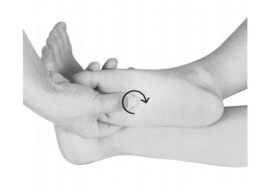

按揉委中 疏经通络，清热

主治 ❖ 惊风、下肢痿痹等。

取穴 ❖ 膝后腘横纹中点处。

操作 ❖ 用拇指指腹按揉委中穴30~50次。

按揉承山 通络止痛

主治 ❖ 可以缓解宝宝下肢抽搐、腿部疼痛等。

取穴 ❖ 微微施力踮起脚尖，小腿后侧肌肉浮起的尾端即为承山穴。

操作 ❖ 宝宝俯卧，屈腿，用拇指指腹按揉承山穴30次。

按揉涌泉 强壮筋骨长高个

主治 ❖ 发热、呕吐、腹泻等。

取穴 ❖ 足心，第二、第三趾的趾缝纹头端与足跟连线的前1/3和后2/3交点处，屈趾时足心的凹陷处。

操作 ❖ 用拇指指腹按揉涌泉穴50~100次。

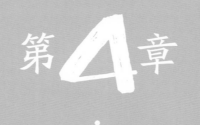

第 **4** 章

护好肺， 宝宝
不感冒、不咳嗽、不发热

强健宝宝肺卫推拿法

中医认为，肺为五脏之华盖，主一身之气，司呼吸。如果宝宝肺气不足，身体防卫外邪的能力会下降，就容易引起气短乏力、出汗、食欲缺乏、感冒等问题。

五脏之中，肺最娇嫩。清朝名医叶天士说过"温邪上受，首先犯肺"，意思是外感温热病的途径是由口鼻而入，首先伤害的就是肺。所以，保护好宝宝的肺十分重要。

图解特效穴位

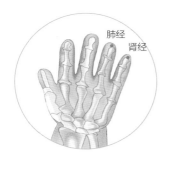

肺经
肾经

外劳宫穴

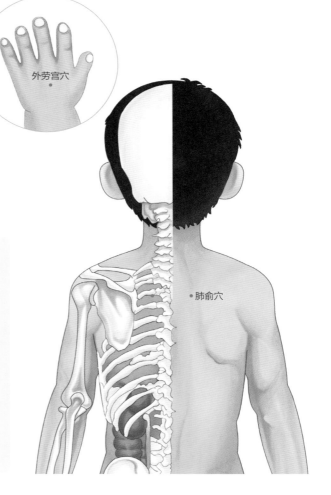

肺俞穴

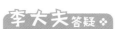

李大夫答疑

问 为什么说呵护宝宝健康必须从保养好宝宝的脾和肺开始？

答 古人认为宝宝很少有心肝之火等问题，只要保证肺和脾的健康，基本就能解决大部分健康问题，所以肺和脾这两个脏器对宝宝的身体十分重要，尤其是容易引发宝宝感冒发热的肺。所以，当外邪侵犯宝宝时，父母要第一时间想办法将它赶出去，让肺不受侵害。

每天按捏 5 分钟　宝宝长得高　睡得香　身体棒

推拿关键词 ✦ **补肺益气，增强免疫力**

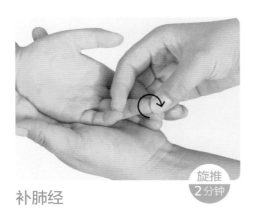

旋推
2分钟

补肺经

取穴 ✦ 无名指末节螺纹面。

操作 ✦ 用拇指指腹顺时针旋推肺经200次。

功效 ✦ 补益肺气，化痰止咳。

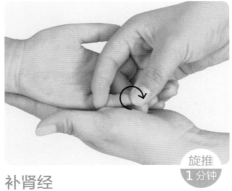

旋推
1分钟

补肾经

取穴 ✦ 小指末节螺纹面。

操作 ✦ 用拇指指腹顺时针旋推肾经100次。

功效 ✦ 补肾益脑、强身健体，可以抵御风寒对宝宝肺部的侵袭。

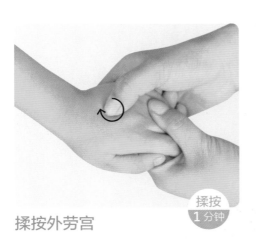

揉按
1分钟

揉按外劳宫

取穴 ✦ 手背，与内劳宫穴相对处。

操作 ✦ 以拇指、食指指腹相对揉按外劳宫穴100次。

功效 ✦ 温阳散寒，增强免疫力。

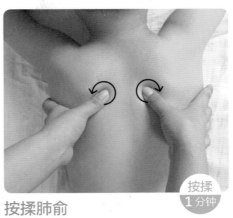

按揉
1分钟

按揉肺俞

取穴 ✦ 第3胸椎棘突下，旁开1.5寸，左右各一穴。

操作 ✦ 用拇指指腹按揉肺俞穴100次。

功效 ✦ 补肺益气，止咳化痰。

注：家长给孩子做推拿的频率，通常掌握在每分钟推拿穴位或部位约100次。当然，在实际操作中也要考虑孩子的接受程度，可从慢到快、循序渐进。

第4章 护好肺，宝宝不感冒、不咳嗽、不发热

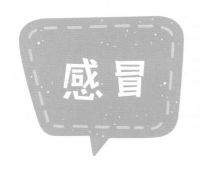

感冒

感冒是小儿的常见病，一年四季均可发生，常伴有发热、怕冷、咳嗽等。宝宝感冒时，推拿可以消除不适。

常见类型及表现症状

类型	表现症状
风寒感冒	多发生在秋冬，宝宝怕冷、发热、无汗，流清鼻涕，咳嗽，痰稀色白，舌苔薄白
风热感冒	高热，怕风或怕冷，咽痛，口干，咳嗽痰黄，流黄鼻涕

图解特效穴位

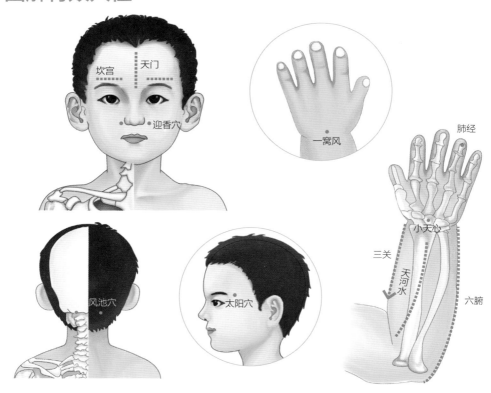

推拿关键词 ❖ **疏风解表，固护肺卫**

扫一扫，看视频

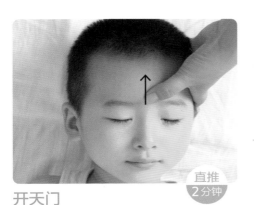

直推
2分钟

开天门

取穴 ❖ 两眉中间（印堂）至前发际正中的一条直线。

操作 ❖ 用拇指指腹自下而上交替直推天门 200 次，称为开天门。

功效 ❖ 疏风解表，调理感冒。

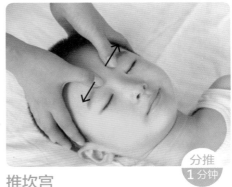

分推
1分钟

推坎宫

取穴 ❖ 从眉心沿眉毛两侧至眉梢的一条横线，左右对称排列。

操作 ❖ 用两拇指指腹自眉头向眉梢分推坎宫 100 次。

功效 ❖ 发汗解表，缓解感冒。

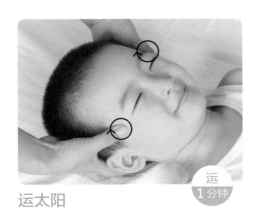

运
1分钟

运太阳

取穴 ❖ 位于眉梢和外眼角连线中点后的凹陷处。

操作 ❖ 用拇指指腹运太阳穴 100 次。

功效 ❖ 疏风解表，治头痛。

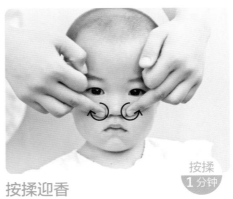

按揉
1分钟

按揉迎香

取穴 ❖ 鼻翼外缘，鼻唇沟凹陷处。

操作 ❖ 用两手中指分按两侧迎香穴，揉 100 次。

功效 ❖ 宣通鼻窍，用于感冒或慢性鼻炎引起的鼻塞流涕。

风寒感冒

推拿关键词 ❖ **温阳散寒，解表发汗**

扫一扫，看视频

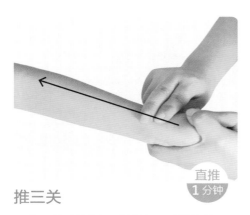

直推
1 分钟

推三关

取穴 ❖ 前臂桡侧，腕横纹至肘横纹处。

操作 ❖ 食指、中指并拢，自宝宝腕横纹直推至肘横纹 100 次。

功效 ❖ 温阳散寒，发汗解表。

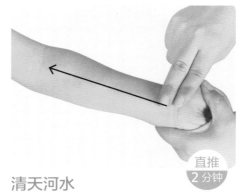

直推
2 分钟

清天河水

取穴 ❖ 前臂正中，总筋至曲泽穴（腕横纹至肘横纹）成一直线。

操作 ❖ 用食指、中指指腹自腕向肘直推天河水 200 次。

功效 ❖ 清热解表，主治宝宝外感发热。

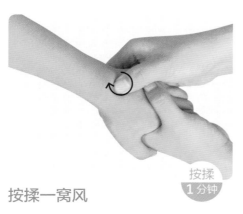

按揉
1 分钟

按揉一窝风

取穴 ❖ 手背腕横纹正中凹陷处。

操作 ❖ 用拇指指腹按揉一窝风 100 次。

功效 ❖ 行气通络，调理宝宝伤风感冒。

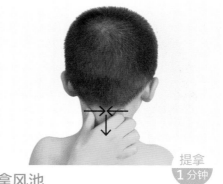

提拿
1 分钟

拿风池

取穴 ❖ 枕外隆突下，胸锁乳突肌与斜方肌之间的凹陷处，左右各一穴。

操作 ❖ 用拇指和食指提拿宝宝风池穴 100 次。

功效 ❖ 疏风散寒，发汗解表。

推拿关键词 ❖ **清热解表**

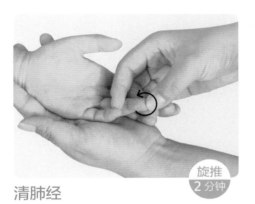

旋推
2分钟

清肺经

取穴 ❖ 无名指末节螺纹面。

操作 ❖ 用拇指指腹逆时针旋推肺经 200 次。

功效 ❖ 清肺热，顺气止咳。

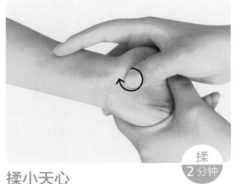

揉
2分钟

揉小天心

取穴 ❖ 手掌大小鱼际交界的凹陷处。

操作 ❖ 用拇指指腹揉小天心 200 次。

功效 ❖ 清热镇惊，预防宝宝高热惊厥。

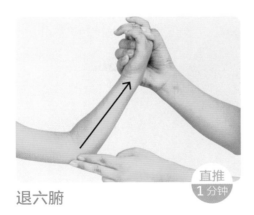

直推
1分钟

退六腑

取穴 ❖ 前臂尺侧，腕横纹至肘横纹成一
直线。

操作 ❖ 用拇指指腹或食、中二指指腹沿
着宝宝的前臂尺侧，从肘横纹推
向腕横纹处，操作 100 次。

功效 ❖ 清肺热，顺气止咳。

李大夫答疑 ❖

问 宝宝经常感冒，是不是可以补充维
生素 C？

答 补充维生素 C，能缓解宝宝感冒。
建议适当摄取维生素 C 含量高的
水果和蔬菜，如番茄、橘子、菠菜
等食物，还要多喝水。

咳嗽

咳嗽是小儿常见的一种呼吸道症状，这是因为宝宝呼吸道血管丰富，气管、支气管黏膜较嫩，较易发生炎症。咳嗽一年四季都可发生，但以冬春季节最为多见。

常见类型及表现症状

类型	表现症状
外感风寒	咳白痰，鼻涕清稀，头身疼痛，怕冷，不发热或稍有发热，无汗，口不渴
外感风热	咳黄痰，鼻流浊涕，发热，出汗，咽喉干痛，小便黄
咳嗽痰多	经常性咳嗽、痰多，有的小儿不会咳出痰
久咳不愈	久咳不好，面色苍白，气短出汗，神疲力乏

图解特效穴位

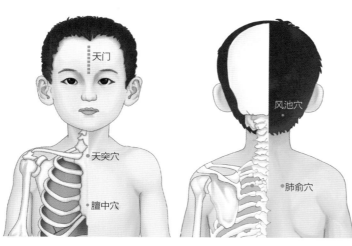

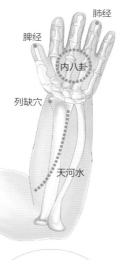

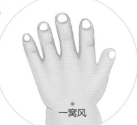

扫一扫，看视频

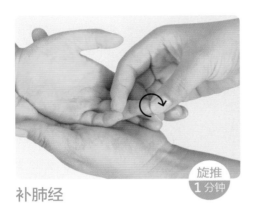

旋推 1分钟

补肺经

取穴 ❖ 无名指末节螺纹面。

操作 ❖ 用拇指指腹顺时针旋推肺经 100 次。

功效 ❖ 强健肺卫，增强宝宝免疫力。

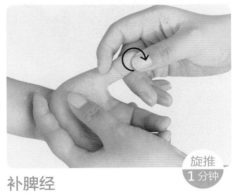

旋推 1分钟

补脾经

取穴 ❖ 拇指末节螺纹面。

操作 ❖ 用拇指指腹顺时针旋推脾经 100 次。

功效 ❖ 健脾益肺，防治小儿咳嗽。

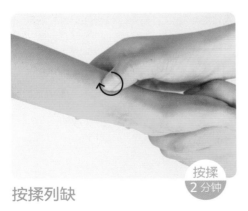

按揉 2分钟

按揉列缺

取穴 ❖ 桡骨茎突外侧。两虎口交叉，食指指端下取穴。

操作 ❖ 用拇指指腹按揉列缺穴 200 次。

功效 ❖ 止咳化痰。

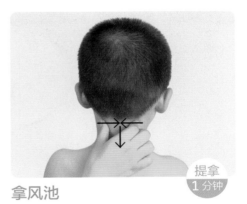

提拿 1分钟

拿风池

取穴 ❖ 枕外隆突下，胸锁乳突肌与斜方肌之间的凹陷处，左右各一穴。

操作 ❖ 用拇指和食指提拿宝宝风池穴 100 次。

功效 ❖ 祛风散寒，防治咳嗽。

第4章 护好肺，宝宝不感冒、不咳嗽、不发热

63

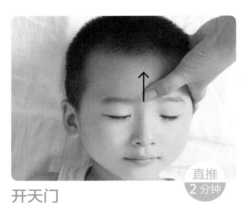

直推
2分钟

开天门

取穴 ✣ 两眉中间（印堂）至前发际正中
的一条直线。

操作 ✣ 用拇指指腹自下而上交替直推天
门200次。

功效 ✣ 疏风解表，调理感冒。

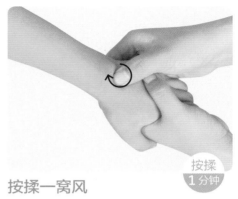

按揉
1分钟

按揉一窝风

取穴 ✣ 手背腕横纹正中凹陷处。

操作 ✣ 用拇指指腹按揉一窝风100次。

功效 ✣ 疏风散寒，宣通表里。

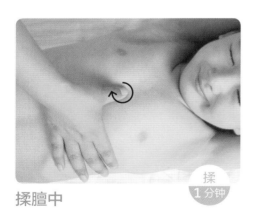

揉
1分钟

揉膻中

取穴 ✣ 两乳头连线的中点。

操作 ✣ 用拇指指腹在宝宝膻中穴上施行
揉法，操作100次。

功效 ✣ 理气宽胸，止咳化痰。

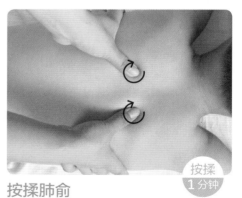

按揉
1分钟

按揉肺俞

取穴 ✣ 第3胸椎棘突下，脊柱正中线旁
开1.5寸处，左右各一穴。

操作 ✣ 用拇指指腹按揉宝宝肺俞穴100次。

功效 ✣ 调肺气，补肺虚，止咳。

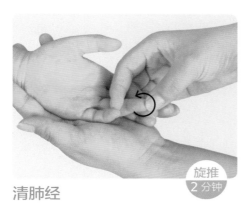

旋推
2 分钟

清肺经

取穴 ✦ 无名指末节螺纹面。

操作 ✦ 用拇指指腹逆时针旋推肺经200次。

功效 ✦ 清肺热，解表。

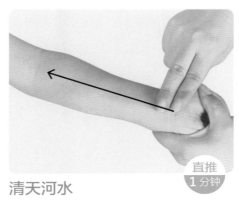

直推
1 分钟

清天河水

取穴 ✦ 前臂正中，总筋至曲泽穴（腕横纹至肘横纹）成一直线。

操作 ✦ 用食、中二指指腹自腕向肘推100次，称为清天河水。

功效 ✦ 清热解表，泻火除烦。

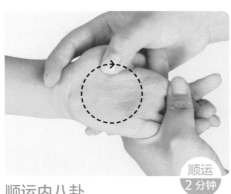

顺运
2 分钟

顺运内八卦

取穴 ✦ 手掌面，以掌心为中心，从中心至中指指根距离的 2/3 为半径所作的圆周。

操作 ✦ 用拇指指腹沿出虎口方向运内八卦200次。

功效 ✦ 开胸利气，化痰消积。

李大夫答疑 ✦

问 为什么有的宝宝容易感冒，有的宝宝就很少生病呢？

答 外邪能够入侵，是因为人的正气不足，让病邪有机可乘。而人的正气是否能够抵御外邪，大都跟脾胃功能有关。脾胃乃后天之本，脾胃强壮了，运化水谷精微的能力也会增强，五脏六腑有充足的营养物质供应，身体自然健壮而不易被外邪入侵了。

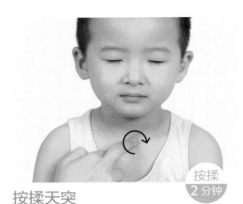

按揉天突 按揉 2分钟

取穴 ✣ 胸骨上窝正中。

操作 ✣ 用中指指腹按揉天突穴 200 次。

功效 ✣ 利咽宣肺，定喘止咳。

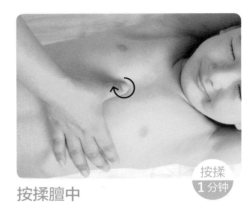

按揉膻中 按揉 1分钟

取穴 ✣ 两乳头连线的中点。

操作 ✣ 宝宝仰卧位，用拇指指腹按揉膻中穴 100 次。

功效 ✣ 理气，化痰。

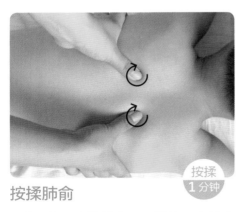

按揉肺俞 按揉 1分钟

取穴 ✣ 第 3 胸椎棘突下，脊柱正中线旁开 1.5 寸处，左右各一穴。

操作 ✣ 用两拇指指腹按揉肺俞穴 100 次。

功效 ✣ 肃降肺气，调理咳嗽气喘。

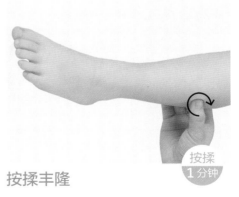

按揉丰隆 按揉 1分钟

取穴 ✣ 外踝上 8 寸，胫骨前嵴外 1 寸，左右各一穴。

操作 ✣ 用拇指指腹按揉丰隆穴 100 次。

功效 ✣ 健脾和胃，化痰。

推拿关键词 ❖ **补肺气，止咳**

扫一扫，看视频

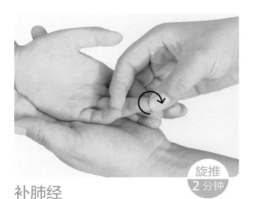

旋推
2分钟

补肺经

取穴 ❖ 无名指末节螺纹面。

操作 ❖ 用拇指指腹顺时针旋推肺经 200 次。

功效 ❖ 补肺益气，缓解咳嗽。

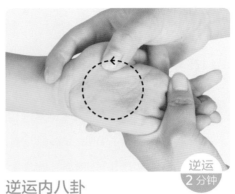

逆运
2分钟

逆运内八卦

取穴 ❖ 即手掌面，以掌心为中心，从中心至中指指根距离的 2/3 为半径所作的圆周。

操作 ❖ 用拇指螺纹面沿逆时针运内八卦 200 次。

功效 ❖ 止咳、化痰、平喘。

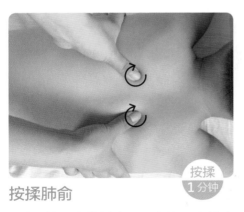

按揉
1分钟

按揉肺俞

取穴 ❖ 第 3 胸椎棘突下，脊柱正中线旁开 1.5 寸处，左右各一穴。

操作 ❖ 用两拇指指腹按揉肺俞穴 100 次。

功效 ❖ 解表宣肺，止咳喘。

特效小偏方

核桃生姜饮：缓解久咳不愈

核桃仁 5 颗，生姜汁 30～50 毫升。核桃仁捣烂，用生姜汁送服。可以调理宝宝久咳不愈。

第**4**章
护好肺，宝宝不感冒、
不咳嗽、不发热

发热

宝宝体质较弱，抗邪能力不足，加上自己不知冷热调节、父母护理不周，最易感受风寒，诱发感冒而致发热，也有的宝宝因为积食或受到惊吓而发热。一般情况下，宝宝发热不超过38.5℃，可以采用物理疗法来退热。如果体温超过 38.5℃，就要采取药物降温的方法。

常见类型及表现症状

类型	表现症状
感冒发热	身热、怕冷、头痛、鼻塞、流涕、舌苔薄白，一般是由外感风寒引起的
积食发热	发热伴有口臭、舌苔厚腻、腹胀、腹痛等症状
受惊吓后发热	发热伴有哭闹不止、易惊
阴虚内热	多为低热，体温稍高于正常。表现为潮热盗汗、夜热早凉、口燥咽干、舌红少苔等

图解特效穴位

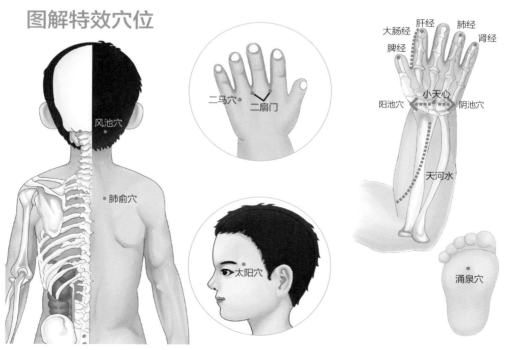

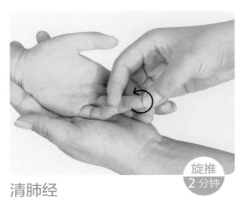

旋推 2分钟

清肺经

取穴 ❖ 无名指末节螺纹面。

操作 ❖ 用拇指指腹逆时针旋推肺经 200 次。

功效 ❖ 清肺热，泻火。

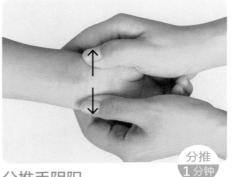

分推 1分钟

分推手阴阳

取穴 ❖ 手腕部大横纹，其中点为总筋穴，横纹两端桡侧为阳池穴，尺侧为阴池穴，合称手阴阳。

操作 ❖ 用双手拇指指腹自总筋穴分推至阴池穴、阳池穴，推 100 次。

功效 ❖ 总调一身阴阳。

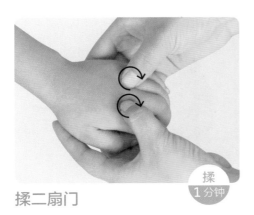

揉 1分钟

揉二扇门

取穴 ❖ 掌背，中指指背两侧的凹陷处。食、中指交界处为一扇门，中指与无名指交界处为二扇门。

操作 ❖ 用两拇指指腹揉二扇门 100 次。

功效 ❖ 发汗解表，退热。

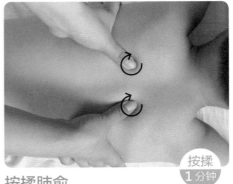

按揉 1分钟

按揉肺俞

取穴 ❖ 第 3 胸椎棘突下，脊柱正中线旁开 1.5 寸处，左右各一穴。

操作 ❖ 用两拇指指腹按揉宝宝肺俞穴 100 次。

功效 ❖ 扶正，解表，退热。

推拿关键词 ❖ **解表清热**

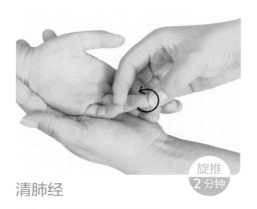

旋推
2 分钟

清肺经

取穴 ❖ 无名指末节螺纹面。

操作 ❖ 用拇指指腹逆时针旋推肺经 200 次。

功效 ❖ 清肺热，泻火。

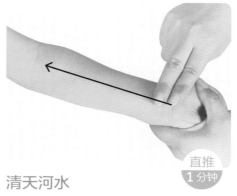

直推
1 分钟

清天河水

取穴 ❖ 前臂正中，总筋至曲泽穴（腕横纹至肘横纹）成一直线。

操作 ❖ 用食、中二指指腹自腕向肘推 100 次。

功效 ❖ 清热解表，泻火除烦。

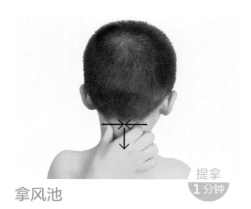

提拿
1 分钟

拿风池

取穴 ❖ 枕外隆突下，胸锁乳突肌与斜方肌之间的凹陷处，左右各一穴。

操作 ❖ 用拇指和食指提拿宝宝风池穴 100 次。

功效 ❖ 祛风散寒，防咳嗽。

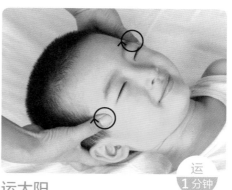

运
1 分钟

运太阳

取穴 ❖ 外眼角与眉梢连线的中点后方的凹陷处。

操作 ❖ 用拇指指腹运太阳穴 100 次。

功效 ❖ 可调理感冒发热引起的头痛。

积食发热

推拿关键词 ❖ **消食化积，清热**

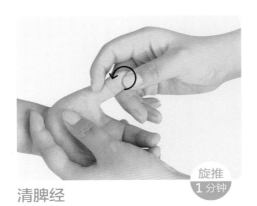

旋推
1分钟

清脾经

取穴 ❖ 拇指末节螺纹面。

操作 ❖ 用拇指指腹逆时针旋推脾经 100 次。

功效 ❖ 清热，健脾，消食。

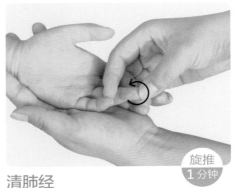

旋推
1分钟

清肺经

取穴 ❖ 无名指末节螺纹面。

操作 ❖ 用拇指指腹逆时针旋推肺经 100 次。

功效 ❖ 清肺火，泻肺热。

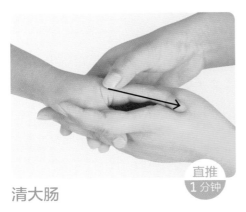

直推
1分钟

清大肠

取穴 ❖ 食指桡侧缘，从食指尖到虎口的一条纵向连线。

操作 ❖ 用拇指指腹从宝宝虎口直推向食指尖 100 次。

功效 ❖ 清理肠胃实热，导食滞。

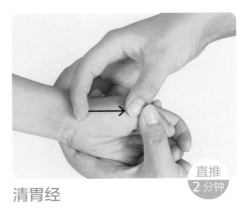

直推
2分钟

清胃经

取穴 ❖ 大鱼际外侧，赤白肉际处。

操作 ❖ 用拇指指腹从宝宝掌根方向向拇指指根方向直推 200 次。

功效 ❖ 清脾胃，清热。

第4章 护好肺，宝宝不感冒、不咳嗽、不发热

❖

受惊吓后发热

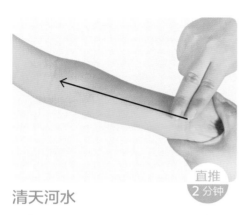

清天河水

直推
2分钟

取穴 ❖ 前臂正中，总筋至曲泽穴（腕横纹至肘横纹）成一直线。

操作 ❖ 用食、中二指指腹自腕向肘直推200次。

功效 ❖ 清热解表，泻火除烦。

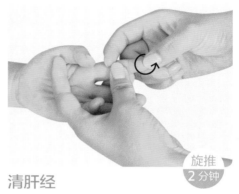

清肝经

旋推
2分钟

取穴 ❖ 食指末节螺纹面。

操作 ❖ 用拇指指腹逆时针旋推肝经200次。

功效 ❖ 清肝火，除烦躁。

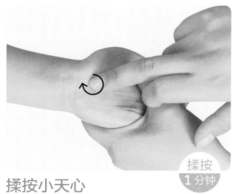

揉按小天心

揉按
1分钟

取穴 ❖ 大小鱼际交界的凹陷处。

操作 ❖ 用中指指端揉按小天心100次。

功效 ❖ 清心火，安心神。

李大夫答疑 ❖

问 宝宝发热，超过38.5℃怎么办？

答 宝宝体温超过38.5℃，总感觉只有喝些清凉的饮品才能解渴。咽喉会红肿、疼痛，尤其是咽部的症状比较明显。这种情况下，就不要自己处理了，一定要去医院找医生治疗。

推拿关键词 ✧ **滋阴清热**

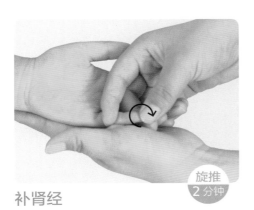

旋推
2分钟

补肾经

取穴 ✧ 小指末节螺纹面。

操作 ✧ 用拇指指腹顺时针旋推肾经200次。

功效 ✧ 补肾阴，强身健体。

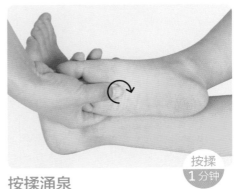

按揉
1分钟

按揉涌泉

取穴 ✧ 足心，第二、第三趾的趾缝纹头端与足跟连线的前1/3和后2/3交点处，屈趾时足心的凹陷处。

操作 ✧ 用拇指指腹按揉涌泉穴100次。

功效 ✧ 引火归元，调理阴虚内热。

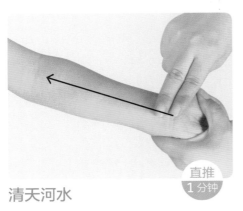

直推
1分钟

清天河水

取穴 ✧ 前臂正中，总筋至曲泽穴（腕横纹至肘横纹）成一直线。

操作 ✧ 用食、中二指指腹自腕向肘推100次。

功效 ✧ 清热，降火，除烦。

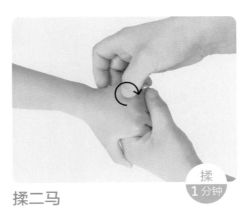

揉
1分钟

揉二马

取穴 ✧ 手背无名指及小指掌指关节后凹陷处。

操作 ✧ 用拇指端揉二马穴100次。

功效 ✧ 滋阴补肾，清热。

第4章 护好肺，宝宝不感冒、不咳嗽、不发热

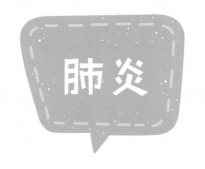

肺炎

肺炎是小儿常见病，3 岁以内的婴幼儿在冬春季患肺炎较多，可由病毒或细菌引起。无论哪种病原体引起的肺炎，宝宝都有不同程度的发热、咳嗽、呼吸急促、呼吸困难等。肺炎起病可缓可急，一般上呼吸道感染后数天至一周发病。

常见类型及表现症状

类型	表现症状
风寒型肺炎	发热，怕冷，咳嗽，痰稀白
风热型肺炎	发热，不怕冷，咳嗽气急，口渴，痰黄稠

图解特效穴位

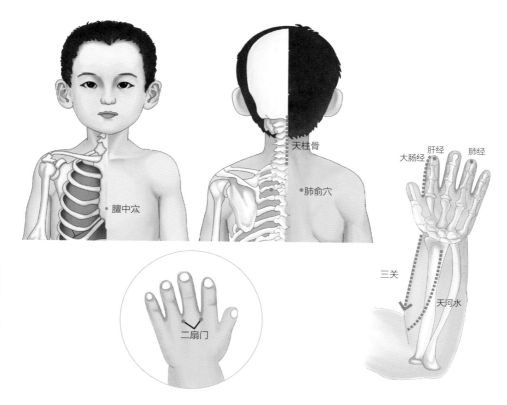

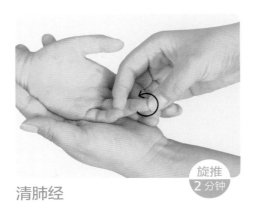

旋推 2分钟

清肺经

取穴 ✦ 无名指末节螺纹面。

操作 ✦ 用拇指指腹逆时针旋推肺经 200 次。

功效 ✦ 宣肺止咳，顺气化痰。

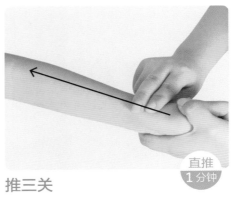

直推 1分钟

推三关

取穴 ✦ 前臂桡侧，腕横纹至肘横纹处。

操作 ✦ 食指、中指并拢，自宝宝腕横纹直推至肘横纹 100 次。

功效 ✦ 温阳行气，发汗解表。

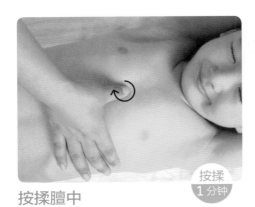

按揉 1分钟

按揉膻中

取穴 ✦ 两乳头连线的中点。

操作 ✦ 宝宝仰卧位，用拇指指腹按揉膻中穴 100 次。

功效 ✦ 理气，化痰。

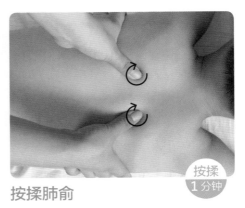

按揉 1分钟

按揉肺俞

取穴 ✦ 第 3 胸椎棘突下，脊柱正中线旁开 1.5 寸处，左右各一穴。

操作 ✦ 用两拇指指腹按揉宝宝肺俞穴 100 次。

功效 ✦ 调补气，补虚损，止咳化痰。

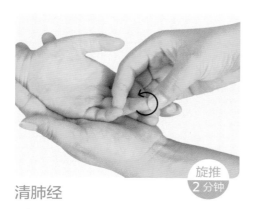

清肺经

旋推
2分钟

取穴 ❖ 无名指末节螺纹面。

操作 ❖ 用拇指指腹逆时针旋推肺经 200 次。

功效 ❖ 宣肺止咳，顺气化痰。

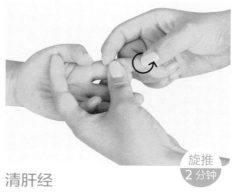

清肝经

旋推
2分钟

取穴 ❖ 食指末节螺纹面。

操作 ❖ 用拇指指腹逆时针旋推肝经 200 次。

功效 ❖ 清肝火，降气化痰。

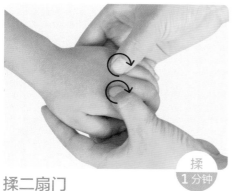

揉二扇门

揉
1分钟

取穴 ❖ 掌背，中指指背两侧的凹陷处。
食指与中指交界处为一扇门，中
指与无名指交界处为二扇门。

操作 ❖ 用两拇指指腹揉二扇门 100 次。

功效 ❖ 发汗解表，温中散寒。

李大夫答疑 ❖

问 给宝宝饮水，能有效预防肺炎吗？

答 给宝宝适当饮水，可有效预防肺
炎。如 1 岁的宝宝，体重约 10 千
克，每天吃奶、喝粥、饮水等在
800~1000 毫升（大约 5 茶杯），
就可满足宝宝一天对水的需求。

风热型肺炎

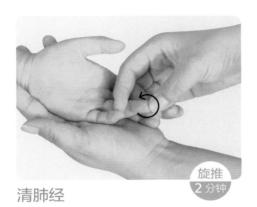

旋推
2 分钟

清肺经

取穴 ✦ 无名指末节螺纹面。

操作 ✦ 用拇指指腹逆时针旋推肺经 200 次。

功效 ✦ 宣肺止咳，顺气化痰。

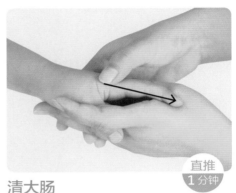

直推
1 分钟

清大肠

取穴 ✦ 食指桡侧缘，从食指尖到虎口的一条纵向连线。

操作 ✦ 用拇指指腹从宝宝虎口直推向食指尖 100 次。

功效 ✦ 清热泻火，通利大便以泄肺热。

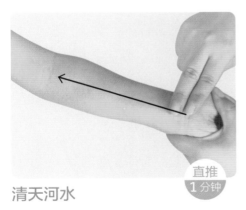

直推
1 分钟

清天河水

取穴 ✦ 前臂正中，总筋至曲泽穴（腕横纹至肘横纹）成一直线。

操作 ✦ 用食、中二指指腹自腕向肘推 100 次，叫清天河水。

功效 ✦ 清热，解表，除烦。

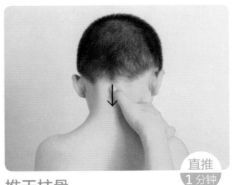

直推
1 分钟

推天柱骨

取穴 ✦ 颈后发际正中至大椎穴成一直线。

操作 ✦ 用拇指指腹自上而下直推天柱骨 100 次。

功效 ✦ 祛风清热，降逆平喘。

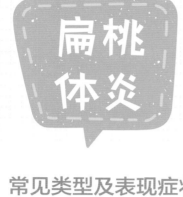

扁桃体炎

扁桃体和身体免疫功能的发育在 3 ~ 7 岁最快，这也是急性扁桃体炎成为幼儿常见病和多发病的主要原因。其实，这种炎症正是宝宝从幼小变得成熟的必经之路，所以面对急性扁桃体炎，家长不必惊慌。

常见类型及表现症状

类型	表现症状
风热外侵型	发热怕冷，咽痛，鼻塞，身体疲倦，头身疼痛
阴虚火旺型	经常低热，下午加重，咽部发干，伴随轻微咽痛，干咳无痰，吞咽有异物感

图解特效穴位

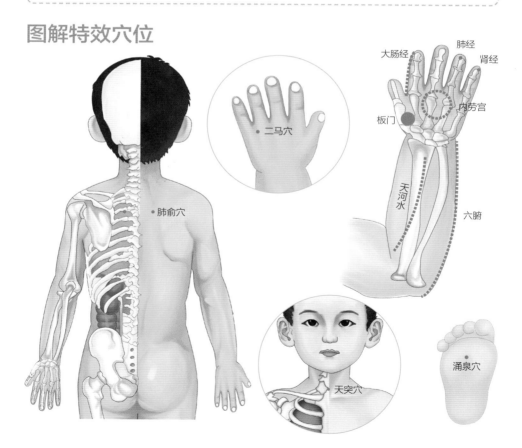

二马穴

肺俞穴

大肠经　肺经　肾经

板门　内劳宫

天河水　六腑

天突穴

涌泉穴

推拿关键词 ❖ **清肺，利咽**

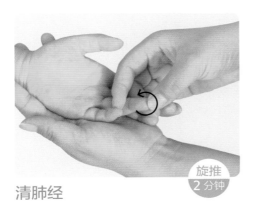

旋推 2分钟

清肺经

取穴 ❖ 无名指末节螺纹面。

操作 ❖ 用拇指指腹逆时针旋推肺经 200 次。

功效 ❖ 滋阴清肺。

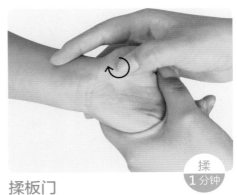

揉 1分钟

揉板门

取穴 ❖ 手掌大鱼际平面。

操作 ❖ 以拇指指端揉板门 100 次。

功效 ❖ 促进脾胃运化，防止脾胃生热。

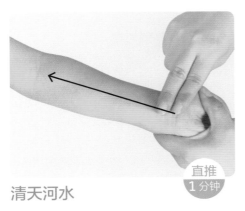

直推 1分钟

清天河水

取穴 ❖ 前臂正中，总筋至曲泽穴（腕横
纹至肘横纹）成一直线。

操作 ❖ 用食、中二指指腹自腕向肘推
100 次。

功效 ❖ 清热解毒，防治扁桃体发炎。

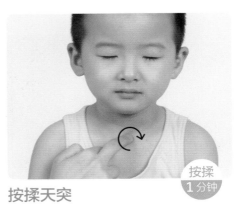

按揉 1分钟

按揉天突

取穴 ❖ 胸骨上窝正中。

操作 ❖ 用中指指腹按揉天突穴 100 次。

功效 ❖ 利咽宣肺，定喘止咳。

推拿关键词 ❖ **疏风解表，清热利咽**

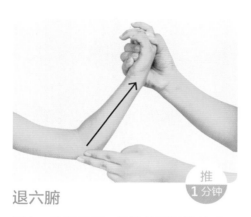

推
1分钟

退六腑

取穴 ❖ 前臂尺侧，腕横纹至肘横纹成一直线。

操作 ❖ 用拇指指腹或食、中二指指腹沿着宝宝的前臂尺侧，从肘横纹推向腕横纹，操作100次。

功效 ❖ 清肺热，主治肺经实热引起的扁桃体炎。

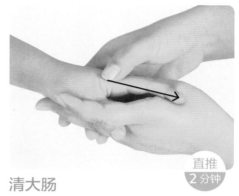

直推
2分钟

清大肠

取穴 ❖ 食指桡侧缘，从食指尖到虎口的一条纵向连线。

操作 ❖ 用拇指指腹从宝宝虎口直推向食指尖200次。

功效 ❖ 清热泻火，通利大便以清肺热。

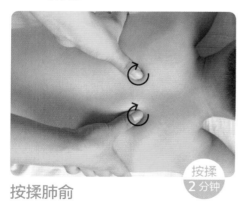

按揉
2分钟

按揉肺俞

取穴 ❖ 第3胸椎棘突下，脊柱正中线旁开1.5寸处，左右各一穴。

操作 ❖ 用拇指指腹按揉宝宝肺俞穴200次。

功效 ❖ 解表宣肺，肃降肺气。

特效小偏方

地黄鱼腥草泡脚：清肺热，治小儿扁桃体炎

地黄（生）10克，鱼腥草（鲜）20克，加1000毫升水先煮生地黄20分钟，再放鱼腥草煮10分钟。每晚睡前用此温水泡脚30分钟。

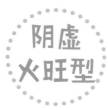

阴虚
火旺型

推拿关键词 ✧ **滋阴降火，清利咽喉**

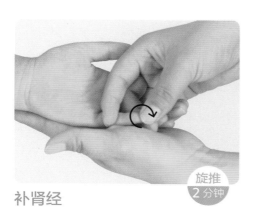

旋推
2分钟

补肾经

取穴 ✧ 小指末节螺纹面。

操作 ✧ 用拇指指腹顺时针旋推肾经 200 次。

功效 ✧ 补肾阴，保护扁桃体。

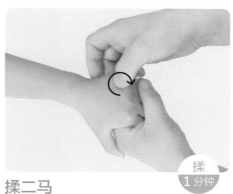

揉
1分钟

揉二马

取穴 ✧ 手背无名指及小指掌指关节后凹陷处。

操作 ✧ 用拇指指腹揉二马穴 100 次。

功效 ✧ 滋阴补肾，清热，保护扁桃体。

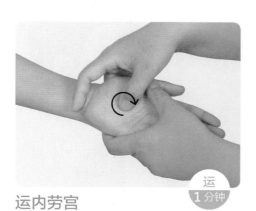

运
1分钟

运内劳宫

取穴 ✧ 掌心正中，屈指时中指尖下取穴。

操作 ✧ 用拇指指腹运内劳宫穴 100 次。

功效 ✧ 清热，除烦，泻火。

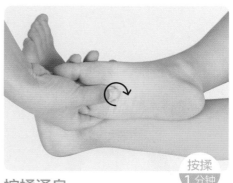

按揉
1分钟

按揉涌泉

取穴 ✧ 足心，第二、第三趾的趾缝纹头端与足跟连线的前 1/3 和后 2/3 交点处，屈趾时足心的凹陷处。

操作 ✧ 用拇指指腹按揉涌泉穴 100 次。

功效 ✧ 引火归元，调理阴虚内热。

鼻炎

小儿鼻炎是指鼻腔黏膜和黏膜下组织的炎症。除鼻塞、多涕外，可有发热、咳嗽、精神萎靡、烦躁不安，也可伴发中耳炎、鼻出血和关节痛，较大儿童会自诉有头痛现象。

常见类型及表现症状

类型	表现症状
过敏性鼻炎	表现为鼻痒，常接连打喷嚏几个至十几个，突然鼻塞，流清水样鼻涕
感冒引起的鼻炎	表现为鼻塞、流清水涕、鼻痒、喉部不适、咳嗽等症状，常伴有头痛，或耳朵、眼睛发痒，且持续时间长

图解特效穴位

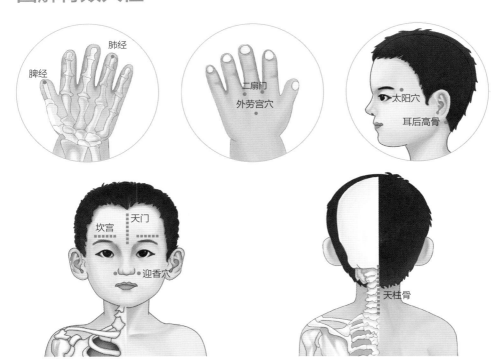

扫一扫，看视频

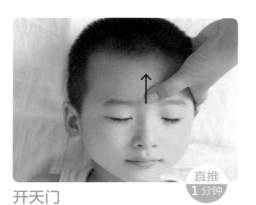

直推
1分钟

开天门

取穴 ✣ 眉心至前发际成一直线。

操作 ✣ 用两拇指指腹自宝宝眉心向额上
交替直推至发际，100 次。

功效 ✣ 疏风解表，缓解小儿鼻塞、鼻炎。

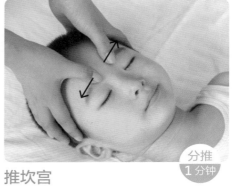

分推
1分钟

推坎宫

取穴 ✣ 自眉心起至眉梢成一横线。

操作 ✣ 用两拇指指腹自宝宝眉心分推至
眉梢，推 100 次。

功效 ✣ 发汗解表，调理小儿鼻炎。

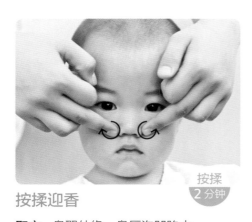

按揉
2分钟

按揉迎香

取穴 ✣ 鼻翼外缘，鼻唇沟凹陷中。

操作 ✣ 用两手中指指腹分按宝宝两侧迎
香穴，揉 200 次。

功效 ✣ 宣通鼻窍。

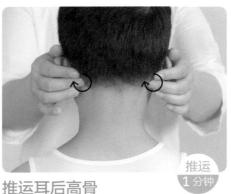

推运
1分钟

推运耳后高骨

取穴 ✣ 两侧耳后高骨下入发际凹陷处。

操作 ✣ 用两拇指或中指指腹分别推运宝
宝耳后高骨处 100 次。

功效 ✣ 祛风解表，预防鼻炎。

第4章
不咳嗽，不发热
护好肺，宝宝不感冒、

扫一扫，看视频

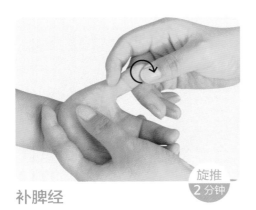

旋推
2 分钟

补脾经

取穴 ❖ 拇指末节螺纹面。

操作 ❖ 用拇指指腹顺时针旋推脾经 200 次。

功效 ❖ 强健脾胃，增强体质。

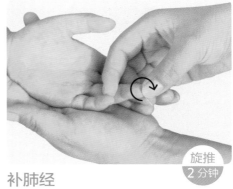

旋推
2 分钟

补肺经

取穴 ❖ 无名指末节螺纹面。

操作 ❖ 用拇指指腹顺时针旋推肺经 200 次。

功效 ❖ 可补肺益气，强身健体。

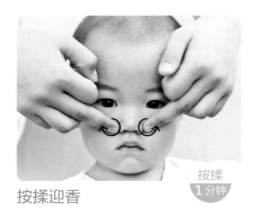

按揉
1 分钟

按揉迎香

取穴 ❖ 鼻翼外缘，鼻唇沟凹陷中。

操作 ❖ 用两手中指指腹分按宝宝两侧迎香穴，揉 100 次。

功效 ❖ 宣通鼻窍。

李大夫答疑 ❖

问 过敏性鼻炎常因哪些过敏原引起？

答 过敏性鼻炎常因过敏原引起，如鱼、虾、牛奶等，其他还有尘埃、花粉、毛发、冷空气等。平时要尽可能远离这些过敏原。

推拿关键词 ❖ **发散外邪，通鼻窍**

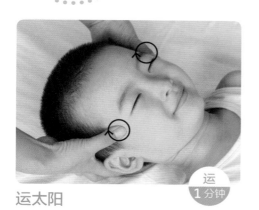

运太阳

运 1分钟

取穴 ❖ 位于眉梢和外眼角连线中点后的
　　　凹陷处。

操作 ❖ 用拇指指腹运太阳穴 100 次。

功效 ❖ 用于外感引起的鼻炎。

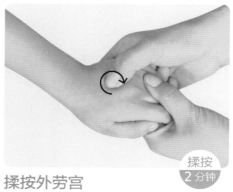

揉按外劳宫

揉按 2分钟

取穴 ❖ 手背第二、第三掌骨间凹陷处，
　　　与内劳宫穴相对应。

操作 ❖ 用拇指指腹揉按外劳宫穴 200 次。

功效 ❖ 温阳散寒，增强体质。

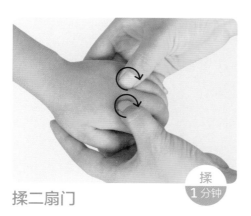

揉二扇门

揉 1分钟

取穴 ❖ 掌背，中指背两侧的凹陷处。食、
　　　中指交界处为一扇门，中指与无
　　　名指交界处为二扇门。

操作 ❖ 用两拇指指腹揉两扇门 100 次。

功效 ❖ 解表退热，通鼻窍。

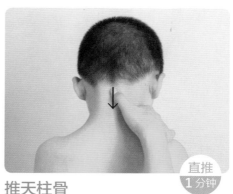

推天柱骨

直推 1分钟

取穴 ❖ 颈后发际正中至大椎穴成一直线。

操作 ❖ 拇指自上而下直推天柱骨 100 次。

功效 ❖ 祛风清热，缓解鼻炎。

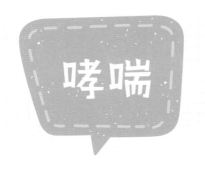

哮喘是一种发作性的过敏性疾病，多在幼儿期起病，常有过敏史，由各种不同的过敏原引起。中医认为，脾、肺、肾三脏不足，尤其是先天禀赋不足，是哮喘发病的主要因素。推拿的主要目的是健脾、宣肺、补肾。

常见类型及表现症状

类型	表现症状
寒喘	一般喘急胸闷，形寒肢冷，伴有痰多白沫、鼻流清涕、面色淡白、舌淡红、苔白滑、小便色清
热喘	除喉咙中有呜呜声，还伴有喘促气粗，甚至还会出现咳嗽、痰黄而稠，面色发红，爱出汗，舌质红等症状

图解特效穴位

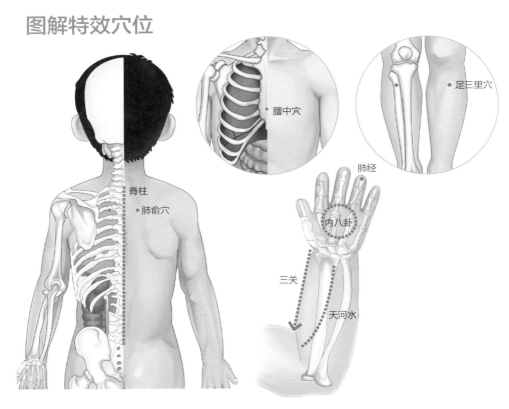

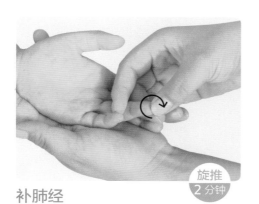

旋推
2分钟

补肺经

取穴 ✦ 无名指末节螺纹面。

操作 ✦ 用拇指指腹顺时针旋推肺经 200 次。

功效 ✦ 可补肺益气，强身健体。

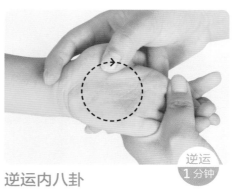

逆运
1分钟

逆运内八卦

取穴 ✦ 即手掌面，以掌心为中心，从中心至中指指根距离的 2/3 为半径所作的圆周。

操作 ✦ 用拇指螺纹面逆时针运内八卦 100 次。

功效 ✦ 宽胸利膈，理气化痰。

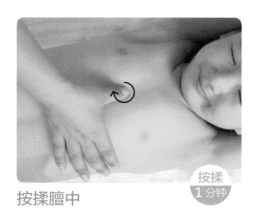

按揉
1分钟

按揉膻中

取穴 ✦ 两乳头连线的中点。

操作 ✦ 宝宝仰卧位，用拇指指腹按揉宝宝膻中穴 100 次。

功效 ✦ 宽胸理气，化痰止咳。

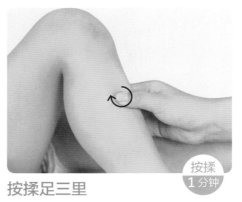

按揉
1分钟

按揉足三里

取穴 ✦ 外膝眼下 3 寸，胫骨旁开 1 寸处。

操作 ✦ 用拇指指腹按揉宝宝足三里穴 100 次。

功效 ✦ 健脾和胃，消食化痰。

第4章　护好肺，宝宝不感冒、不咳嗽、不发热

寒喘

推拿关键词 ❖ **温肺散寒，化痰平喘**

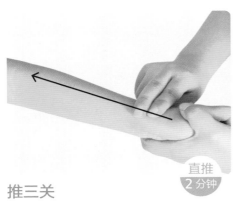

直推
2分钟

推三关

取穴 ❖ 前臂桡侧，腕横纹至肘横纹处。

操作 ❖ 食指、中指并拢，自宝宝腕横纹直推至肘横纹200次。

功效 ❖ 温阳散寒，发汗平喘。

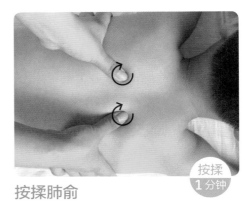

按揉
1分钟

按揉肺俞

取穴 ❖ 第3胸椎棘突下，脊柱正中线旁开1.5寸处，左右各一穴。

操作 ❖ 用拇指指腹按揉宝宝肺俞穴100次。

功效 ❖ 解表宣肺，肃降肺气。

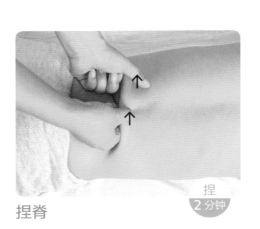

捏
2分钟

捏脊

取穴 ❖ 后背正中，整个脊柱，从大椎穴至长强穴成一直线。

操作 ❖ 用拇指和食、中二指合力自下而上提捏宝宝脊柱正中。捏脊通常捏3~5遍。

功效 ❖ 促进宝宝脾胃消化，强身健体。

李大夫答疑 ❖

问 有哮喘的宝宝，日常饮食要注意什么？

答 有哮喘的宝宝，日常饮食应当清淡，不吃甜食和生冷、刺激性食物，忌海鲜如虾、蟹等发物，少吃致敏的水果如杏、芒果、榴莲等。哮喘发作时，饮食宜选择营养丰富、易消化的食物，饮食适量，可少食多餐。要供给充足的水分，促进痰液排出。

每天按捏5分钟 宝宝长得高 睡得香 身体棒

热喘

推拿关键词 ❖ **清热，化痰，平喘**

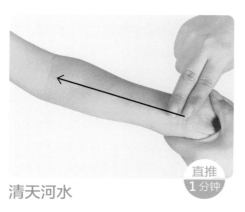

直推
1分钟

清天河水

取穴 ❖ 前臂正中，总筋至曲泽穴（腕横纹至肘横纹）成一直线。

操作 ❖ 用食、中二指指腹自腕向肘推100次。

功效 ❖ 清热解表，泻火除烦。

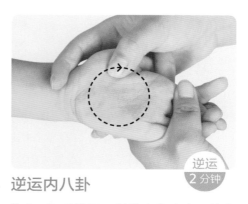

逆运
2分钟

逆运内八卦

取穴 ❖ 即手掌面，以掌心为中心，从中心至中指指根距离的 2/3 为半径所作的圆周。

操作 ❖ 用拇指螺纹面逆时针运内八卦200次。

功效 ❖ 宽胸利膈，理气化痰。

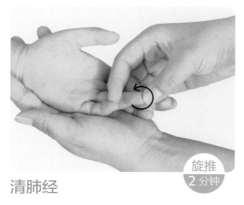

旋推
2分钟

清肺经

取穴 ❖ 无名指末节螺纹面。

操作 ❖ 用拇指指腹逆时针旋推肺经200次。

功效 ❖ 宣肺清热。

特效小偏方
❖

麻黄、细辛外敷穴位：清热，止咳，平喘

用适量麻黄、细辛研粉，用低度米醋调成糊状，白天贴敷在膻中、肺俞，晚上睡前贴敷在涌泉。白天贴敷 6 小时左右；晚上睡前贴好，早晨起床时取下。可清热，止咳，平喘。

❖

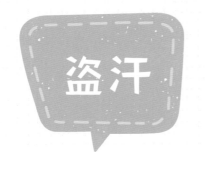

盗汗

健康的宝宝多数会因天气炎热或在跑跳玩闹后、穿得过多或睡时盖得太严、睡前喝了高热量的奶粉等引起出汗，这是正常的出汗。而盗汗通常是在宝宝安静状态下出现的，大多睡时汗出，醒后即收，要引起父母高度重视。中医认为，宝宝盗汗是体内阴阳失调的表现，多与心、肺、肾三脏阴虚有关。采用推拿调理效果往往很好。

常见类型及表现症状

类型	表现症状
脾胃积热	宝宝精神好，便秘，口气重，虽消瘦也不感疲乏，一天到晚玩耍不停，一活动就出汗，晚上睡觉汗多，容易上火、感冒，这属于脾胃积热引起的盗汗
阴虚内热	宝宝夜晚睡觉时容易出汗，且汗多出在额头、颈部、胸背部；口舌红干、手足心热、饮水多但不解渴，粪便干且呈粒状，多是由阴虚内热引起

图解特效穴位

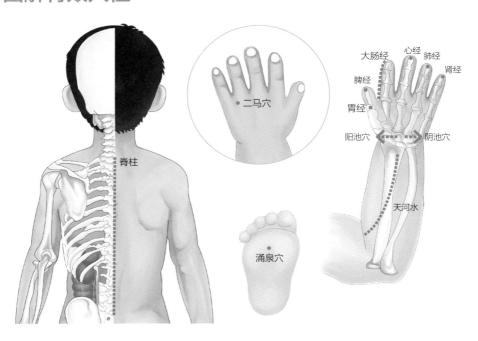

二马穴

脊柱

大肠经　心经　肺经
脾经　　　　　　肾经
胃经
阳池穴　　　　　阴池穴
天河水
涌泉穴

宝宝长得高　睡得香　身体棒

每天按捏5分钟

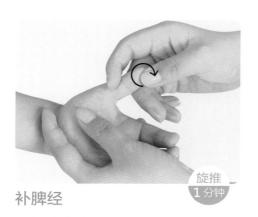

旋推
1 分钟

补脾经

取穴 ❖ 拇指末节螺纹面。

操作 ❖ 用拇指指腹顺时针旋推宝宝脾经
100 次。

功效 ❖ 强健脾胃，增强体质。

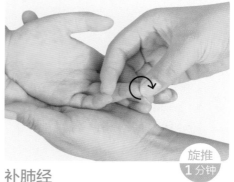

旋推
1 分钟

补肺经

取穴 ❖ 无名指末节螺纹面。

操作 ❖ 用拇指指腹顺时针旋推宝宝肺经
100 次。

功效 ❖ 补肺益气，强身健体。

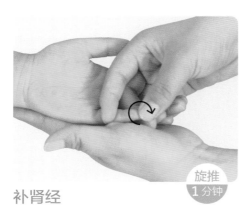

旋推
1 分钟

补肾经

取穴 ❖ 手小指末节螺纹面。

操作 ❖ 用拇指指腹顺时针旋推宝宝肾经
100 次。

功效 ❖ 补肾益脑，强健身体。

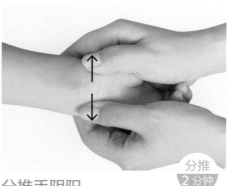

分推
2 分钟

分推手阴阳

取穴 ❖ 手腕部大横纹，其中点为总筋穴，
横纹两端桡侧为阳池穴，尺侧为
阴池穴，合称手阴阳。

操作 ❖ 用双手拇指指腹自总筋穴分推至
阴池穴、阳池穴，推 200 次。

功效 ❖ 分理阴阳，防治盗汗。

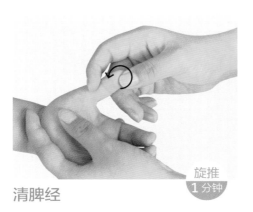

清脾经

旋推 1分钟

取穴 ❖ 拇指末节螺纹面。

操作 ❖ 用拇指指腹逆时针旋推脾经 100 次。

功效 ❖ 清热，健脾。

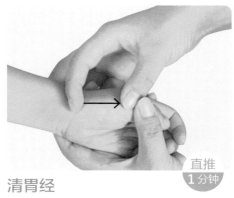

清胃经

直推 1分钟

取穴 ❖ 大鱼际外侧，赤白肉际处。

操作 ❖ 用拇指指腹从宝宝掌根方向向拇指指根方向直推 100 次。

功效 ❖ 清脾胃，降火。

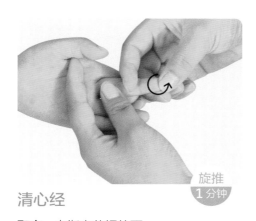

清心经

旋推 1分钟

取穴 ❖ 中指末节螺纹面。

操作 ❖ 用拇指指腹逆时针旋推心经 100 次。

功效 ❖ 清心益气，降火除燥。

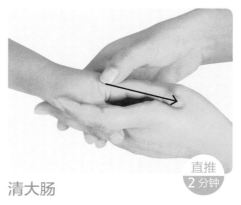

清大肠

直推 2分钟

取穴 ❖ 食指桡侧缘，从食指尖到虎口的一条纵向连线。

操作 ❖ 用拇指指腹从宝宝虎口直推向食指尖 200 次。

功效 ❖ 清热泻火，通利大便以清肺热。

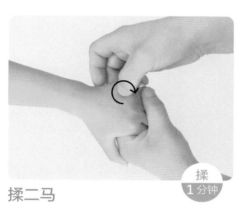

揉二马

揉 1分钟

取穴 ❖ 手背无名指及小指掌指关节后凹陷处。

操作 ❖ 用拇指指腹揉二马穴 100 次。

功效 ❖ 滋阴补肾，清热，保护扁桃体。

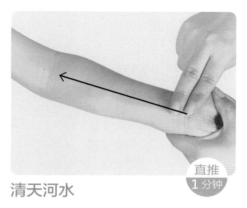

清天河水

直推 1分钟

取穴 ❖ 前臂正中，总筋至曲泽穴（腕横纹至肘横纹）成一直线。

操作 ❖ 用食、中二指指腹自腕向肘推 100 次。

功效 ❖ 清热解表，泻火除汗。

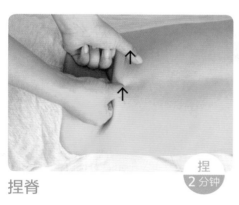

捏脊

捏 2分钟

取穴 ❖ 后背正中，整个脊柱，从大椎穴至长强穴成一直线。

操作 ❖ 用拇指和食、中二指合力自下而上提捏宝宝脊柱正中。捏脊通常捏 3～5 遍。

功效 ❖ 强健脾胃，增强体质。

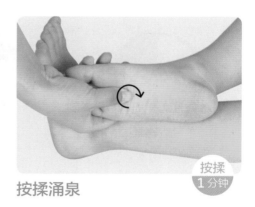

按揉涌泉

按揉 1分钟

取穴 ❖ 足心，第二、第三趾的趾缝纹头端与足跟连线的前 1/3 和后 2/3 交点处，屈趾时足心的凹陷处。

操作 ❖ 用拇指指腹按揉涌泉穴 100 次。

功效 ❖ 引火归元，调理阴虚内热。

抽动秽语综合征

本病在中医古代文献中没有明确的病名和完整的论述，由于本病以肌肉抽动及喉中发出怪声或口出秽语为主要临床表现，因此把其归属中医学"肝风症""慢惊风""抽搐"等范畴。

常见类型及表现症状

类型	表现症状
风邪犯肺	眨眼、搐鼻、清嗓、噘嘴、摇头、干咳，鼻塞不通，流涕，打喷嚏，自觉咽痒，眼睛发痒，常因感冒等呼吸道感染而加重或反复
肝亢风动	摇头、耸肩、挤眉眨眼、噘嘴、踢腿，或伴有发声秽语，抽动频繁有力，声音高亢，烦躁易怒，面红目赤
肺肾阴虚	鼻咽干燥不适，咽喉燥痛，常有鼻部小幅度不自主抽动，喉中常有清嗓声、吭吭声，手足心热

图解特效穴位

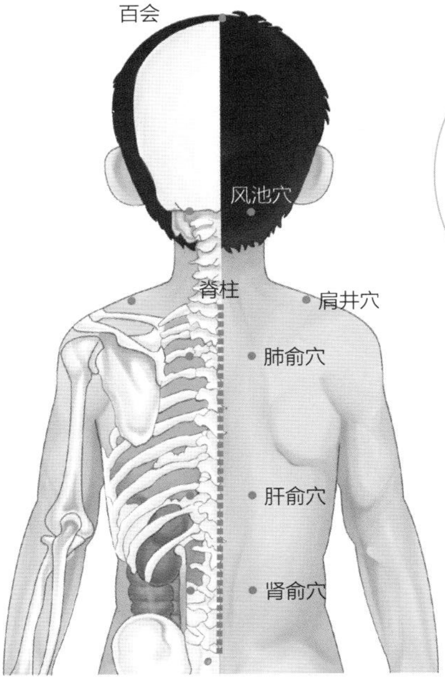

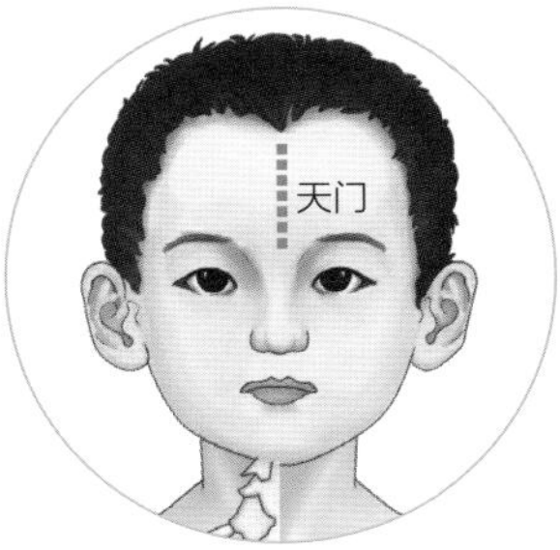

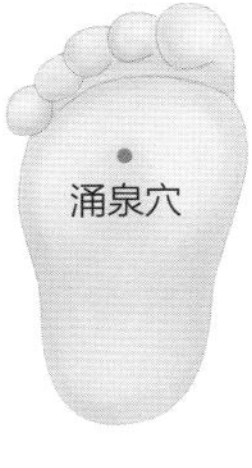

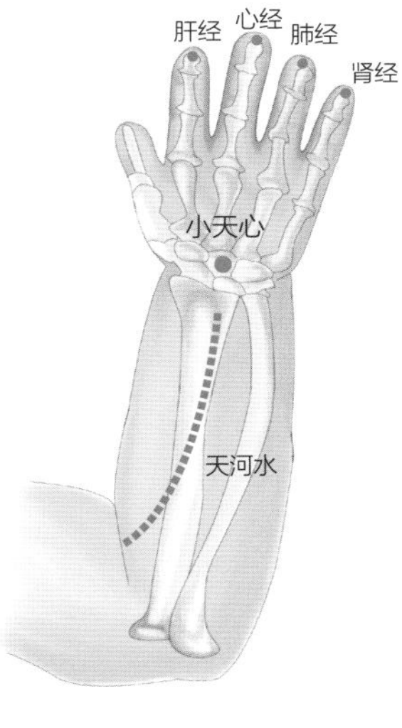

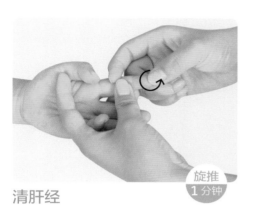

旋推
1分钟

清肝经

取穴 ✧ 食指末节螺纹面。

操作 ✧ 用拇指指腹逆时针旋推肝经 100 次。

功效 ✧ 平肝火，止抽动。

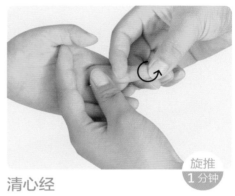

旋推
1分钟

清心经

取穴 ✧ 中指末节螺纹面。

操作 ✧ 用拇指指腹逆时针旋推心经 100 次。

功效 ✧ 清心火，止抽动。

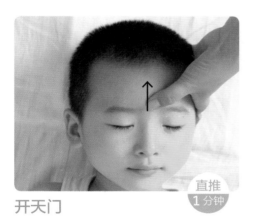

直推
1分钟

开天门

取穴 ✧ 两眉中间（印堂）至前发际正中的一条直线。

操作 ✧ 用拇指指腹自下而上交替直推天门 100 次。

功效 ✧ 调和阴阳，缓解面、目、鼻、耳抽动。

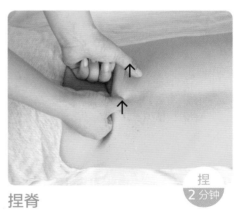

捏
2分钟

捏脊

取穴 ✧ 后背正中，整个脊柱，从大椎穴至长强穴成一直线。

操作 ✧ 用拇指和食、中二指合力自下而上提捏宝宝脊柱正中。捏脊通常捏 3~5 遍。

功效 ✧ 调和脏腑，平衡阴阳。

第4章 护好肺，宝宝不感冒、不咳嗽、不发热

推拿关键词 ❖ **宣肺解表**

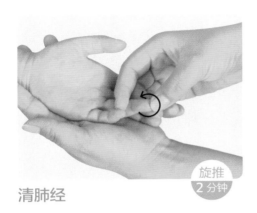

旋推
2分钟

清肺经

取穴 ❖ 无名指末节螺纹面。

操作 ❖ 用拇指指腹逆时针旋推肺经200次。

功效 ❖ 清肺除热。

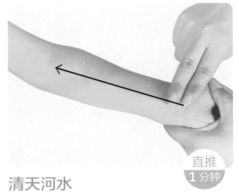

直推
1分钟

清天河水

取穴 ❖ 前臂正中，总筋至曲泽穴（腕横纹至肘横纹）成一直线。

操作 ❖ 用食、中二指指腹自腕向肘推100次。

功效 ❖ 清热解表，泻火除烦。

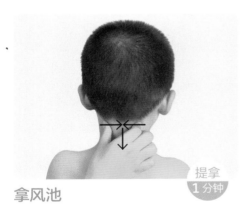

提拿
1分钟

拿风池

取穴 ❖ 枕外隆突下，胸锁乳突肌与斜方肌之间的凹陷处，左右各一穴。

操作 ❖ 用拇指和食指提拿宝宝风池穴100次。

功效 ❖ 疏风散寒，发汗解表。

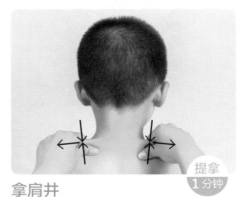

提拿
1分钟

拿肩井

取穴 ❖ 在大椎与肩峰连线的中点，肩部筋肉处。

操作 ❖ 用拇指与食、中二指对称用力提拿肩井穴100次。

功效 ❖ 疏通气血，发汗解表。

推拿关键词 ✦ **平肝泻火，息风止痉**

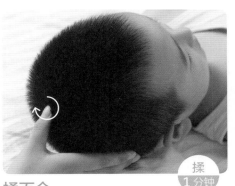

揉
1分钟

揉百会

取穴 ✦ 头顶正中心，两耳尖连线的中点。

操作 ✦ 用拇指指腹揉百会穴 100 次。

功效 ✦ 安神，镇惊。

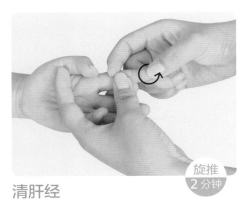

旋推
2分钟

清肝经

取穴 ✦ 食指末节螺纹面。

操作 ✦ 用拇指指腹逆时针旋推宝宝肝经
200 次。

功效 ✦ 清肝火，除烦躁。

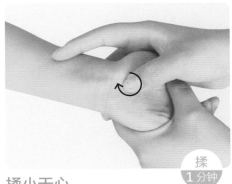

揉
1分钟

揉小天心

取穴 ✦ 手掌大小鱼际交界的凹陷处。

操作 ✦ 用拇指指腹揉小天心 100 次。

功效 ✦ 息风镇惊。

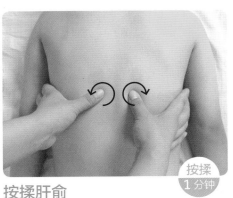

按揉
1分钟

按揉肝俞

取穴 ✦ 第 9 胸椎棘突下，脊柱正中线旁
开 1.5 寸处，左右各一穴。

操作 ✦ 用拇指指腹按揉肝俞穴 100 次。

功效 ✦ 疏肝，理气，解郁。

第4章 护好肺，宝宝不感冒、不咳嗽、不发热

肺肾阴虚

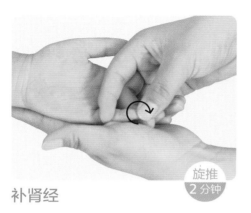

旋推
2 分钟

补肾经

取穴 ❖ 小指末节螺纹面。

操作 ❖ 用拇指指腹顺时针旋推宝宝肾经
200 次。

功效 ❖ 补肾益脑，温养下元。

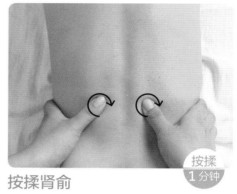

按揉
1 分钟

按揉肾俞

取穴 ❖ 第 2 腰椎棘突下，脊柱正中线旁
开 1.5 寸处，左右各一穴。

操作 ❖ 用拇指指腹按揉宝宝肾俞穴 100 次。

功效 ❖ 补益肾气，滋阴补阳。

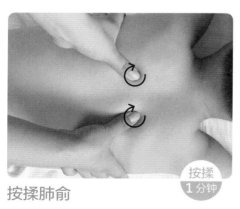

按揉
1 分钟

按揉肺俞

取穴 ❖ 第 3 胸椎棘突下，脊柱正中线旁
开 1.5 寸处，左右各一穴。

操作 ❖ 用拇指指腹按揉宝宝肺俞穴 100 次。

功效 ❖ 调肺气，止虚损。

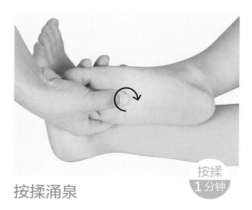

按揉
1 分钟

按揉涌泉

取穴 ❖ 足心，第二、第三趾的趾缝纹头
端与足跟连线的前 1/3 和后 2/3
交点处，屈趾时足心的凹陷处。

操作 ❖ 用拇指指腹按揉涌泉穴 100 次。

功效 ❖ 引火归元，滋阴清热。

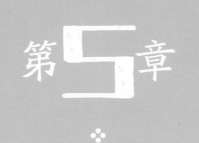

第5章

养好脾胃，
宝宝吃饭香、不积食、
不拉肚子

小儿健脾益胃推拿法

中医认为，脾胃同为"气血生化之源"，是"后天之本"。脾胃虚弱会导致宝宝对食物消化、吸收、转化和利用的能力下降，造成宝宝营养不良、体虚、免疫力下降等，从而引发各种疾病。家长用推拿的手法给宝宝保养脾胃是强身健体、防治疾病的基础。

图解特效穴位

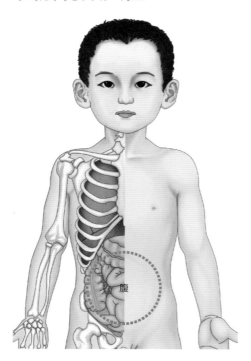

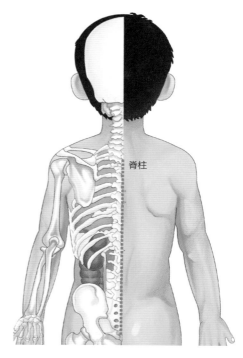

脊柱

腹

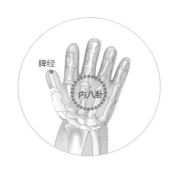

脾经

内八卦

牟大夫 答疑

问　脾胃虚弱的宝宝，平时应避开哪些食物？

答　生冷、油腻、辛辣、烧烤食物会损伤脾胃功能，脾胃虚弱的宝宝平时应避开这些食物。

每天按捏 5 分钟
宝宝长得高　睡得香　身体棒

推拿关键词 ❖ **强健脾胃，促进消化**

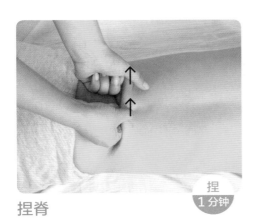

捏脊

取穴 ❖ 后背正中，整个脊柱，从大椎穴至长强穴成一直线。

操作 ❖ 用拇指和食、中二指合力自下而上提捏宝宝脊柱正中。捏脊通常捏 3~5 遍。

功效 ❖ 避免肠胃积食引起发热。

> 捏
> 1分钟

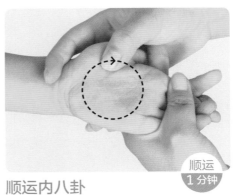

顺运内八卦

取穴 ❖ 手掌面，以掌心为中心，从中心至中指指根距离的 2/3 为半径所作的圆周。

操作 ❖ 用拇指螺纹面沿出虎口方向运内八卦 100 次。

功效 ❖ 调理小儿脾胃不和导致的厌食。

> 顺运
> 1分钟

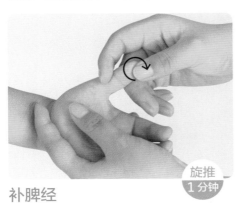

补脾经

取穴 ❖ 拇指末节螺纹面。

操作 ❖ 用拇指指腹顺时针旋推宝宝脾经 100 次。

功效 ❖ 健脾胃，补气血。

> 旋推
> 1分钟

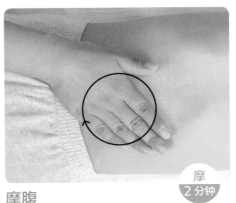

摩腹

取穴 ❖ 整个腹部。

操作 ❖ 用手掌腹面轻贴腹部，做环形运动，顺时针、逆时针各摩 100 次。

功效 ❖ 调理脾胃，补脾虚。

> 摩
> 2分钟

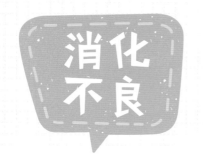

消化不良

　　小儿消化不良是由饮食不当或其他非感染性原因引起的小儿肠胃疾患，容易导致身体营养摄入不足，对小儿生长发育造成影响。父母要让小儿养成按时就餐、多吃蔬果等良好的饮食习惯。另外，推拿相关穴位，能够健脾益胃，调理消化不良。

常见类型及表现症状

类型	表现症状
脾失健运	面色少华，食欲减退，腹胀痛，恶心呕吐，舌苔黄，指纹发紫
胃有食积	腹胀，口气重，大便酸臭

图解特效穴位

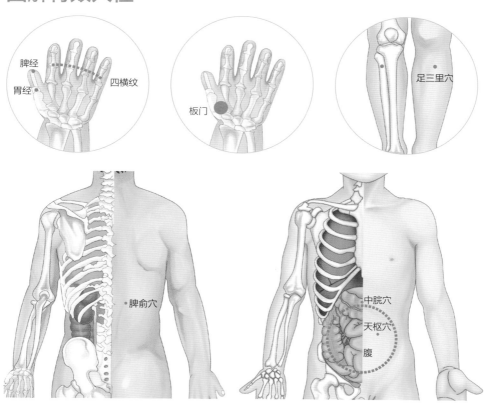

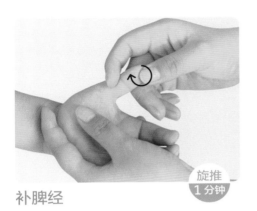

旋推
1分钟

补脾经

取穴 ❖ 拇指末节螺纹面。

操作 ❖ 用拇指指腹顺时针旋推宝宝脾经100次。

功效 ❖ 健脾胃，促消化。

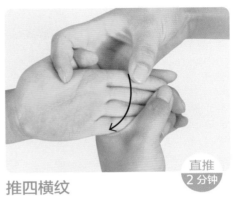

直推
2分钟

推四横纹

取穴 ❖ 双手掌面食指、中指、无名指、小指第一指间关节横纹处。

操作 ❖ 用拇指螺纹面从宝宝食指横纹处向小指横纹处直推200次，称推四横纹。

功效 ❖ 健脾消食，促进消化。

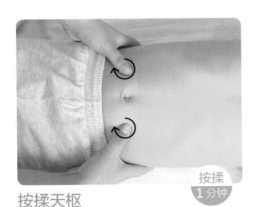

按揉
1分钟

按揉天枢

取穴 ❖ 位于肚脐旁开2寸处，左右各一穴。

操作 ❖ 用拇指指腹按揉天枢穴100次。

功效 ❖ 理气导滞，调理肠胃。

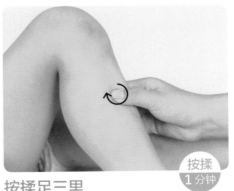

按揉
1分钟

按揉足三里

取穴 ❖ 外膝眼下3寸，胫骨旁开1寸处。

操作 ❖ 用拇指指腹按揉足三里穴100次。

功效 ❖ 补脾益气，改善脾胃虚弱。

第5章 养好脾胃，宝宝吃饭香、不积食、不拉肚子

扫一扫，看视频

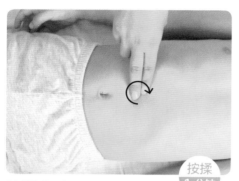

按揉 1分钟

按揉中脘

取穴 ✦ 位于肚脐上 4 寸，胸骨下端剑突至肚脐连线的中点处。

操作 ✦ 用食、中二指指腹按揉宝宝中脘穴 100 次。

功效 ✦ 健脾和胃，消食导滞。

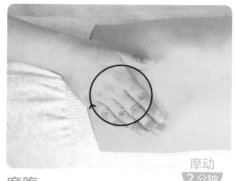

摩动 2分钟

摩腹

取穴 ✦ 整个腹部。

操作 ✦ 用手掌面轻贴腹部，以脐为中心，做环形运动，顺时针摩动 200 次。

功效 ✦ 强健脾胃。

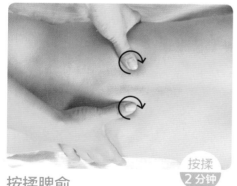

按揉 2分钟

按揉脾俞

取穴 ✦ 第 11 胸椎棘突下，脊柱正中线旁开 1.5 寸处，左右各一穴。

操作 ✦ 用拇指指腹按揉宝宝脾俞穴 200 次。

功效 ✦ 健脾和胃。

特效小偏方

谷芽麦芽水

取谷芽、麦芽各 15 克，放入锅里，倒入 3~4 杯水；大火煮沸后，改用小火煎煮 15 分钟。把汤汁过滤干净，晾温就能够饮用了。每天饮用 1 次。可健脾开胃，消食化积。

推拿关键词 ❖ **健脾胃，消食滞**

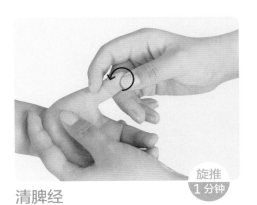

旋推
1分钟

清脾经

取穴 ❖ 拇指末节螺纹面。

操作 ❖ 用拇指指腹逆时针旋推脾经100次。

功效 ❖ 清热，健脾，消食。

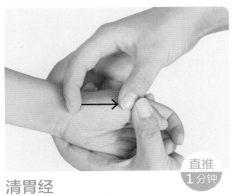

直推
1分钟

清胃经

取穴 ❖ 大鱼际外侧，赤白肉际处。

操作 ❖ 用拇指指腹从宝宝掌根方向向拇指指根方向直推100次。

功效 ❖ 促进食物消化吸收。

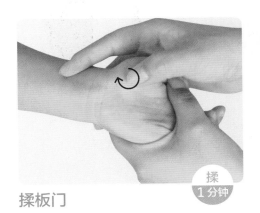

揉
1分钟

揉板门

取穴 ❖ 手掌大鱼际平面。

操作 ❖ 用拇指指腹揉板门100次。

功效 ❖ 促进脾胃运化，防止脾胃生热。

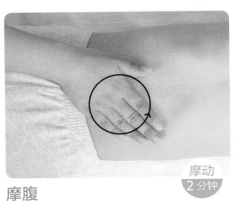

摩动
2分钟

摩腹

取穴 ❖ 整个腹部。

操作 ❖ 用手掌面轻贴腹部，以脐为中心，做环形运动，逆时针摩动200次。

功效 ❖ 消食导滞，促进消化。

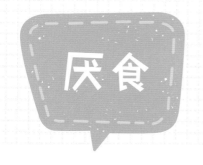

厌食

宝宝不喜欢吃饭，厌食，每次吃饭都要追着喂，但还是吃不多，这可愁坏了父母。长期厌食不仅会导致宝宝身高、体重增长缓慢，还会引起营养不良、贫血等。因此，父母要引起重视，可以采用推拿方法及调整饮食习惯等来改善宝宝厌食。

常见类型及表现症状

类型	表现症状
脾胃功能失常	宝宝面无光泽，偏黯淡，食欲缺乏，腹胀，腹痛，恶心，舌苔黄、白腻
胃阴不足	口渴多饮，吃饭不香，大便干结，舌质红

图解特效穴位

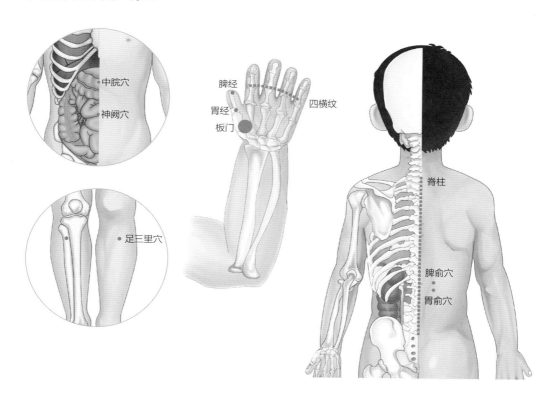

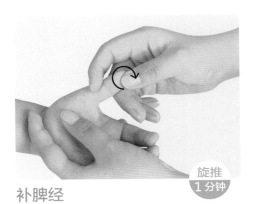

旋推
1分钟

补脾经

取穴 ❖ 拇指末节螺纹面。

操作 ❖ 用拇指指腹顺时针旋推宝宝脾经
100次。

功效 ❖ 健脾和胃，改善厌食。

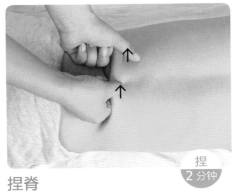

捏
2分钟

捏脊

取穴 ❖ 后背正中，整个脊柱，从大椎穴
至长强穴成一直线。

操作 ❖ 用拇指和食、中二指合力自下而
上提捏宝宝脊柱正中。捏脊通常
捏3~5遍。

功效 ❖ 促进宝宝脾胃消化，改善厌食。

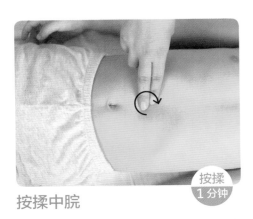

按揉
1分钟

按揉中脘

取穴 ❖ 位于肚脐上4寸，胸骨下端剑突
至肚脐连线的中点处。

操作 ❖ 用食、中二指指腹按揉宝宝中脘
穴100次。

功效 ❖ 健脾和胃，消食。

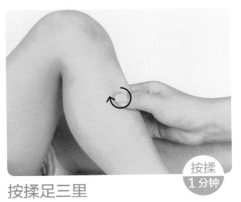

按揉
1分钟

按揉足三里

取穴 ❖ 外膝眼下3寸，胫骨旁开1寸处。

操作 ❖ 用拇指指腹按揉足三里穴100次。

功效 ❖ 补脾益气，改善脾胃虚弱导致的
厌食。

推拿关键词 ❖ **调理脾胃，促进运化**

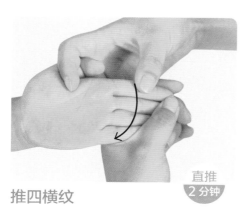

直推
2分钟

推四横纹

取穴 ❖ 双手掌面食指、中指、无名指、小指第一指间关节横纹处。

操作 ❖ 用拇指螺纹面从宝宝食指横纹处向小指横纹处直推 200 次。

功效 ❖ 健脾胃，增强食欲，促进消化。

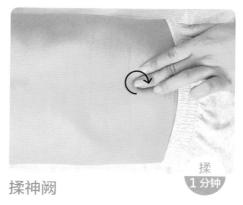

揉
1分钟

揉神阙

取穴 ❖ 肚脐正中。

操作 ❖ 用食指、中指指腹揉神阙穴 100 次。

功效 ❖ 健脾和胃，消食导滞。

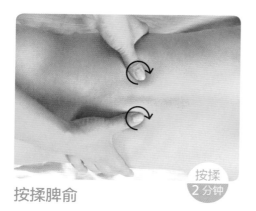

按揉
2分钟

按揉脾俞

取穴 ❖ 第 11 胸椎棘突下，脊柱正中线旁开 1.5 寸处，左右各一穴。

操作 ❖ 用拇指指腹按揉宝宝脾俞穴 200 次。

功效 ❖ 健脾和胃，促进宝宝消化吸收。

李大夫答疑 ❖

问 家长如何激发厌食宝宝的食欲？

答 饮食要定时定量，保证一日三餐，慎食零食，尤其是吃饭前，最好不要吃零食、喝饮料。在饭菜的制作上，家长要下功夫，在清淡、易消化的基础上，尽量做到色香味俱全，激发宝宝的食欲。

胃阴不足

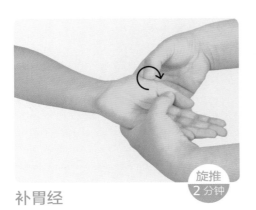

旋推
2分钟

补胃经

取穴 ✧ 大鱼际外侧，赤白肉际处。

操作 ✧ 用拇指指腹旋推胃经200次。

功效 ✧ 补脾胃，增强消化能力。

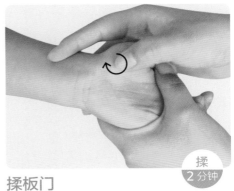

揉
2分钟

揉板门

取穴 ✧ 手掌大鱼际平面。

操作 ✧ 用拇指指腹揉板门200次。

功效 ✧ 促进脾胃运化，防止脾胃生热。

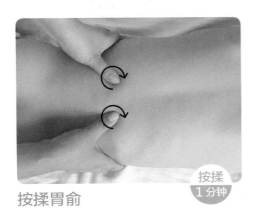

按揉
1分钟

按揉胃俞

取穴 ✧ 第12胸椎棘突下，脊柱正中线旁开1.5寸处，左右各一穴。

操作 ✧ 用拇指指腹按揉宝宝胃俞穴100次。

功效 ✧ 健脾和胃，理中降逆。

特效小偏方
✧

鸡内金粥：改善小儿厌食症

将鸡内金用小火焙至黄褐色，研成细末。先用大米120克加水适量煮至稀稠适当，放入鸡内金粉3~6克，加适量白糖，分次温服。

第5章 养好脾胃，宝宝吃饭香、不积食、不拉肚子

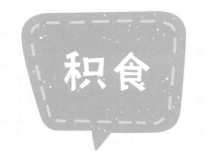

积食是中医的一个病症，指宝宝胃肠乳食停聚、不能消化，出现腹部胀满或疼痛、食欲缺乏、大便失调。积食多是宝宝食入过量生冷、油腻食物造成的。推拿调理积食的原则是消食导滞、健脾益胃。

常见类型及表现症状

类型	表现症状
积滞伤脾型	吃饭不香，腹部胀满，形体消瘦，睡眠不佳
气血两亏型	面色萎黄或发白，四肢不温，腹部凹陷，大便溏薄

图解特效穴位

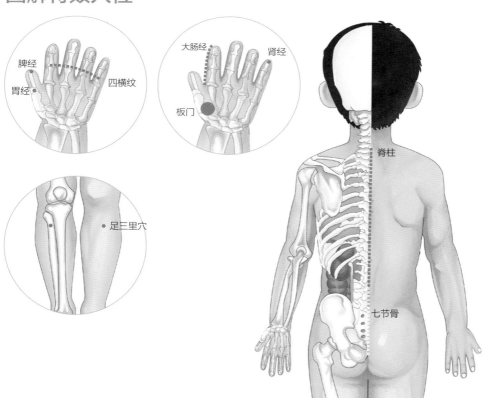

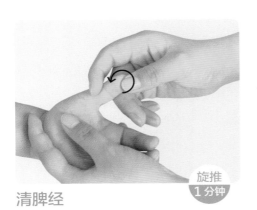

旋推
1分钟

清脾经

取穴 ◈ 拇指末节螺纹面。

操作 ◈ 用拇指指腹逆时针旋推宝宝脾经
100 次。

功效 ◈ 消食健脾。

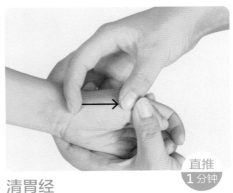

直推
1分钟

清胃经

取穴 ◈ 大鱼际外侧，赤白肉际处。

操作 ◈ 用拇指指腹从宝宝掌根方向向拇
指指根方向直推 100 次。

功效 ◈ 清脾胃，消食积。

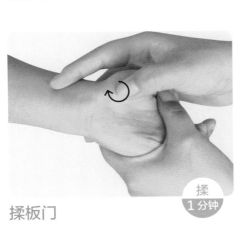

揉
1分钟

揉板门

取穴 ◈ 手掌大鱼际平面。

操作 ◈ 以拇指指腹揉板门 100 次。

功效 ◈ 促进脾胃运化，防止脾胃生热。

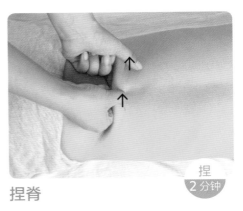

捏
2分钟

捏脊

取穴 ◈ 后背正中，整个脊柱，从大椎穴
至长强穴成一直线。

操作 ◈ 用拇指和食、中二指合力自下而
上提捏宝宝脊柱正中。捏脊通常
捏 3~5 遍。

功效 ◈ 促进宝宝脾胃消化，改善积食。

推拿关键词 ❖ **消食导滞，清热通便**

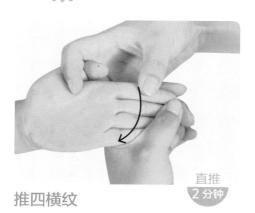

直推
2分钟

推四横纹

取穴 ❖ 双手掌面食指、中指、无名指、小指第一指间关节横纹处。

操作 ❖ 用拇指螺纹面从宝宝食指横纹处向小指横纹处直推 200 次。

功效 ❖ 健脾消食，调理食积。

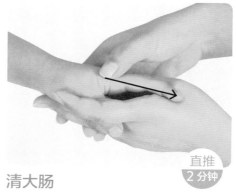

直推
2分钟

清大肠

取穴 ❖ 食指桡侧缘，从食指尖到虎口的一条纵向连线。

操作 ❖ 用拇指指腹从宝宝虎口直推向食指尖 200 次。

功效 ❖ 清理肠胃实热，导食滞。

李大夫答疑 ❖

问 为什么说"欲要小儿安，常带三分饥与寒"？

答 这是祖先留给我们育儿的宝贵经验。这里讲的"三分饥"，指的是要让宝宝饭吃到七成饱，留三成余地。保持七成饱，脏腑就不容易损伤，不易患腹胀、腹泻、腹痛等肠胃病。

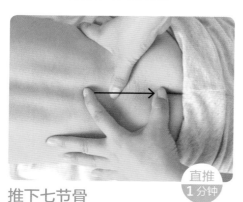

直推
1分钟

推下七节骨

取穴 ❖ 第 4 腰椎至尾骨端（长强穴）成一直线。

操作 ❖ 用拇指指腹自上而下推七节骨 100 次。

功效 ❖ 泻火通便，调理积食引发的小儿便秘。

推拿关键词 ❖ **补气血，促消化**

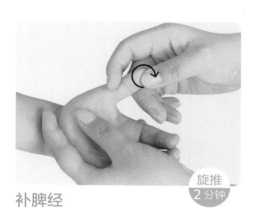

旋推
2 分钟

补脾经

取穴 ❖ 拇指末节螺纹面。

操作 ❖ 用拇指指腹顺时针旋推宝宝脾经
200 次。

功效 ❖ 健脾和胃，消食积。

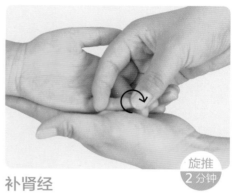

旋推
2 分钟

补肾经

取穴 ❖ 小指末节螺纹面。

操作 ❖ 用拇指指腹顺时针旋推宝宝肾经
200 次。

功效 ❖ 补肾强体，使全身气血充沛。

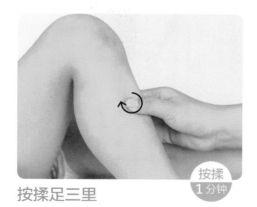

按揉
1 分钟

按揉足三里

取穴 ❖ 外膝眼下 3 寸，胫骨旁开 1 寸处。

操作 ❖ 用拇指指腹按揉足三里穴 100 次。

功效 ❖ 健脾和胃，消积食。

特效小偏方
❖

**山楂陈皮大麦汤：消食和胃，化解
积食**

山楂、大麦各 8 克，陈皮 6 克，用水
煮开锅后，再熬 20 分钟即可。饭后半
小时以后饮用。平时脾胃消化不好、
脾胃虚弱的宝宝可以时常饮用。

❖

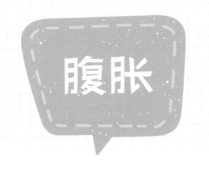

腹胀

腹胀是因为宝宝胃肠道内积聚过量气体。宝宝腹部胀气，可能是因为吃得多，食物堆积起来而发酵产生过量气体；也可能是因为肠道内的各种细菌为了占据地盘而互相战斗，导致菌群失调从而产生过量气体；还可能是宝宝吃了不洁食物或其他原因，导致各种有害细菌侵入体内。调理宝宝腹胀，宜用行气化积的推拿方式。

常见类型及表现症状

类型	表现症状
脾胃虚寒	体弱无力，腹部冷胀，食后胀甚，大便稀溏
乳食积滞	不思饮食、口中酸腐，或伴有呕吐腹泻，大便酸臭，口中气热或有酸味

图解特效穴位

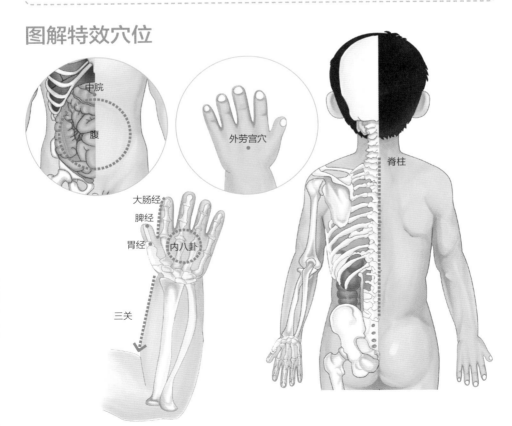

中脘
腹
外劳宫穴
脊柱
大肠经
脾经
胃经
内八卦
三关

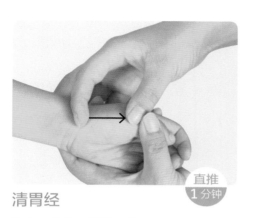

直推
1分钟

清胃经

取穴 ❖ 大鱼际外侧，赤白肉际处。

操作 ❖ 用拇指指腹从宝宝掌根方向向拇指指根方向直推 100 次。

功效 ❖ 调理脾胃，消食除胀。

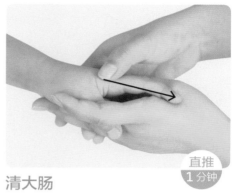

直推
1分钟

清大肠

取穴 ❖ 食指桡侧缘，从食指尖到虎口的一条纵向连线。

操作 ❖ 用拇指指腹从宝宝虎口直推向食指尖 100 次。

功效 ❖ 清理肠胃实热，消食化积。

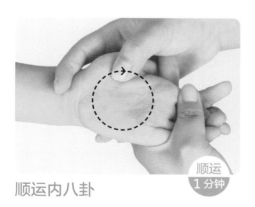

顺运
1分钟

顺运内八卦

取穴 ❖ 手掌面，以掌心为中心，从中心至中指指根距离的 2/3 为半径所作的圆周。

操作 ❖ 用拇指指腹沿出虎口方向运内八卦 100 次。

功效 ❖ 用于小儿脾胃不和导致的腹胀。

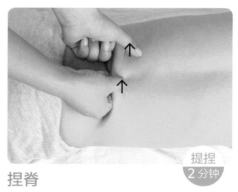

提捏
2分钟

捏脊

取穴 ❖ 后背正中，整个脊柱，从大椎穴至长强穴成一直线。

操作 ❖ 用拇指和食、中二指合力自下而上提捏宝宝脊柱正中。捏脊通常捏 3~5 遍。

功效 ❖ 促进宝宝脾胃消化，行气化积。

第5章　养好脾胃，宝宝吃饭香、不积食，不拉肚子

推拿关键词 ✧ **温中健脾，通气导滞**

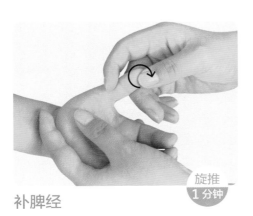

旋推
1分钟

补脾经

取穴 ✧ 拇指末节螺纹面。

操作 ✧ 用拇指指腹顺时针旋推宝宝脾经
100 次。

功效 ✧ 健脾和胃，消食积。

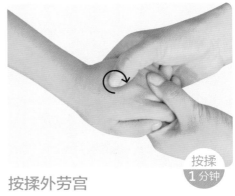

按揉
1分钟

按揉外劳宫

取穴 ✧ 手背第二、第三掌骨间凹陷处，
与内劳宫穴相对应。

操作 ✧ 以拇指、食指相对按揉宝宝外劳
宫穴 100 次。

功效 ✧ 温阳散寒，增强体质。

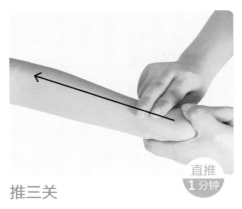

直推
1分钟

推三关

取穴 ✧ 前臂桡侧，腕横纹至肘横纹处。

操作 ✧ 食指、中指并拢，自宝宝腕横纹
直推至肘横纹 100 次。

功效 ✧ 温通周身阳气。

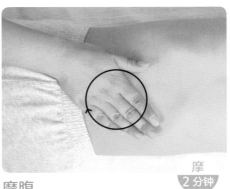

摩
2分钟

摩腹

取穴 ✧ 整个腹部。

操作 ✧ 用全手掌面轻贴腹部，以脐为中心，
做环形运动，顺时针摩 200 次。

功效 ✧ 健脾暖胃。

乳食积滞

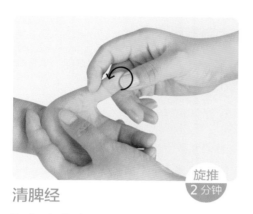

旋推 2 分钟

清脾经

取穴 ✦ 拇指末节螺纹面。

操作 ✦ 用拇指指腹逆时针旋推宝宝脾经 200 次。

功效 ✦ 消食健脾，除腹胀。

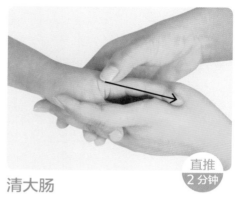

直推 2 分钟

清大肠

取穴 ✦ 食指桡侧缘，从食指尖到虎口的一条纵向连线。

操作 ✦ 用拇指指腹从宝宝虎口直推向食指尖 200 次。

功效 ✦ 清理肠胃实热，消食化积。

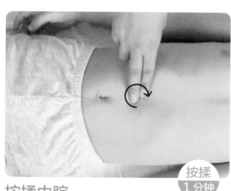

按揉 1 分钟

按揉中脘

取穴 ✦ 位于肚脐上 4 寸，胸骨下端剑突至肚脐连线的中点处。

操作 ✦ 用食、中二指指腹按揉宝宝中脘穴 100 次。

功效 ✦ 健脾和胃，消食导滞。

李大夫答疑 ✦

问　当宝宝因为腹胀而哭闹时，怎样做能快速缓解？

答　可以用拍嗝的方式帮助缓解。让宝宝竖直后背坐在家长腿上，轻轻拍宝宝的后背，直到宝宝打嗝为止。

腹痛

宝宝腹痛是较为常见的病症，表现为小腹、脐周发生不同程度的疼痛，常伴有形体消瘦、哭闹不安等。引起腹痛的原因很多，有饮食不规律、饮食不卫生、着凉等。

中医认为，腹痛主要与饮食不节、寒温失调、情志刺激等因素有关。

常见类型及表现症状

类型	表现症状
寒温失调	腹痛隐隐，时作时止，喜温喜按，面色萎黄，神疲乏力，形体消瘦，食欲缺乏，时有腹泻，舌淡苔白，指纹色淡
饮食不节	腹部胀满，疼痛拒按，嗳腐吞酸，恶心呕吐，痛则欲便，便后痛减，舌苔厚腻，脉滑

图解特效穴位

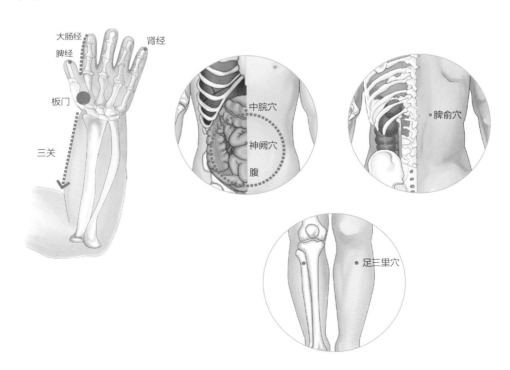

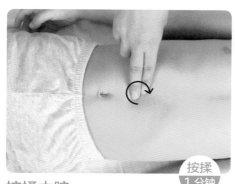

按揉 1 分钟

按揉中脘

取穴 ❖ 位于肚脐上 4 寸，胸骨下端剑突至肚脐连线的中点处。

操作 ❖ 用食、中二指指腹按揉宝宝中脘穴 100 次。

功效 ❖ 健脾和胃，止腹痛。

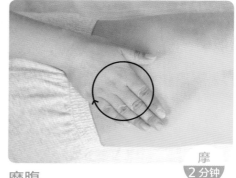

摩 2 分钟

摩腹

取穴 ❖ 整个腹部。

操作 ❖ 用全手掌面轻贴腹部，以脐为中心，做环形运动，顺时针、逆时针各摩 100 次。

功效 ❖ 调理脾胃，缓解腹痛。

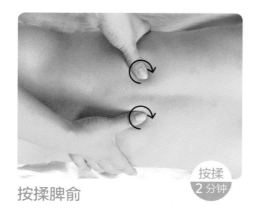

按揉 2 分钟

按揉脾俞

取穴 ❖ 第 11 胸椎棘突下，脊柱正中线旁开 1.5 寸处，左右各一穴。

操作 ❖ 用拇指指腹按揉宝宝脾俞穴 200 次。

功效 ❖ 健脾和胃，调理腹痛。

特效小偏方

橘皮敷肚脐：缓解宝宝腹痛

将一块橘皮敷在肚脐上，再把炒热的盐稍微冷却后放在橘皮上，热敷 10 分钟，可以缓解腹痛症状。

第 5 章 养好脾胃，宝宝吃饭香、不积食、不拉肚子

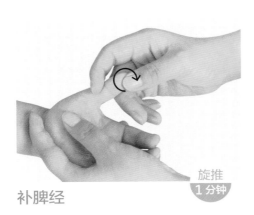

补脾经

旋推
1 分钟

取穴 ❖ 拇指末节螺纹面。

操作 ❖ 用拇指指腹顺时针旋推宝宝脾经
100 次。

功效 ❖ 补脾益胃。

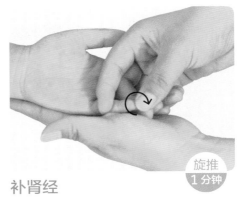

补肾经

旋推
1 分钟

取穴 ❖ 小指末节螺纹面。

操作 ❖ 用拇指指腹顺时针旋推宝宝肾经
100 次。

功效 ❖ 温养下元，扶助正气。

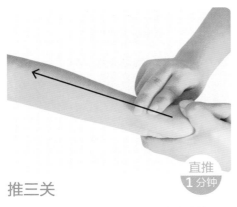

推三关

直推
1 分钟

取穴 ❖ 前臂桡侧，腕横纹至肘横纹处。

操作 ❖ 食指、中指并拢，自宝宝腕横纹
直推至肘横纹 100 次。

功效 ❖ 温阳散寒。

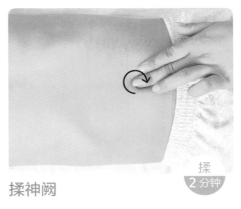

揉神阙

揉
2 分钟

取穴 ❖ 肚脐正中。

操作 ❖ 用食指、中指指腹揉神阙穴 200 次。

功效 ❖ 调理肠胃气机。

饮食不节

推拿关键词 ❖ **消食导滞，和中止痛**

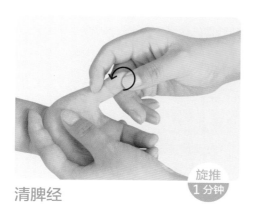

旋推
1分钟

清脾经

取穴 ❖ 拇指末节螺纹面。

操作 ❖ 用拇指指腹逆时针旋推宝宝脾经
100 次。

功效 ❖ 消食健脾，除腹痛。

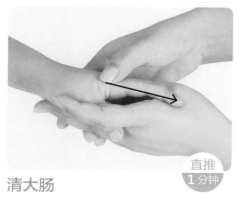

直推
1分钟

清大肠

取穴 ❖ 食指桡侧缘，从食指尖到虎口的
一条纵向连线。

操作 ❖ 用拇指指腹从宝宝虎口直推向食
指尖 100 次。

功效 ❖ 清理肠胃实热，利食导滞。

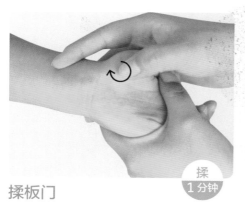

揉
1分钟

揉板门

取穴 ❖ 手掌大鱼际平面。

操作 ❖ 用拇指指腹揉板门 100 次。

功效 ❖ 健脾和胃消食。

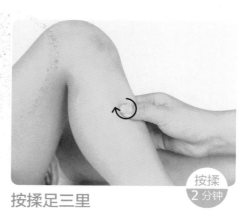

按揉
2分钟

按揉足三里

取穴 ❖ 外膝眼下 3 寸，胫骨旁开 1 寸处。

操作 ❖ 用拇指指腹按揉足三里穴 200 次。

功效 ❖ 健脾益气消食。

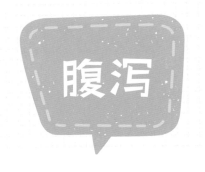

腹泻

小儿腹泻是脾胃功能失调而导致的一种消化道疾病，四季皆可发生，夏秋季较多见。慢性腹泻往往会导致营养不良、生长发育迟缓等。中医认为，小儿腹泻的原因有小儿脾胃虚弱、喂养不当、饮食生冷不洁或外感风寒等，这些都会导致脾胃运化失调，引起腹泻。

常见类型及表现症状

类型	表现症状
脾虚泻	久泻不愈或时泻时止，大便稀溏或呈水样，粪便中有食物残渣，神情疲乏
伤食泻	近日有伤食史，大便稀溏、夹有食物残渣、气味酸臭，伴有恶心、呕吐、口臭、腹胀
寒湿泻	肠鸣腹胀，有时疼痛，大便清稀多沫，臭气不甚或带腥味
湿热泻	腹痛伴有泄泻，大便急，伴发热口渴，小便短少

图解特效穴位

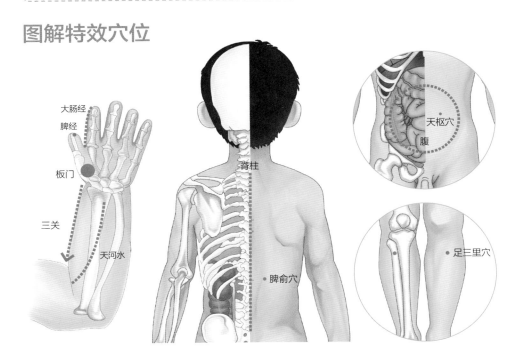

大肠经
脾经
板门
三关
天河水
脊柱
天枢穴
腹
脾俞穴
足三里穴

推拿关键词 ❖ **运脾化湿，升清降浊**

扫一扫，看视频

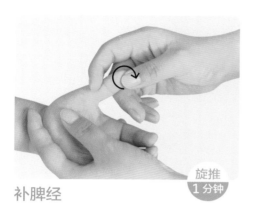

旋推 1分钟

补脾经

取穴 ❖ 拇指末节螺纹面。

操作 ❖ 用拇指指腹顺时针旋推宝宝脾经 100 次。

功效 ❖ 补脾益气，化湿止泻。

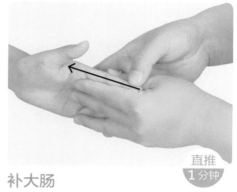

直推 1分钟

补大肠

取穴 ❖ 食指桡侧缘，从食指尖到虎口的 一条纵向连线。

操作 ❖ 用拇指指腹从宝宝食指尖直推向 虎口 100 次。

功效 ❖ 调理大肠，疏通肠腑气机。

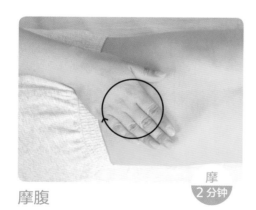

摩 2分钟

摩腹

取穴 ❖ 整个腹部。

操作 ❖ 用全手掌面轻贴腹部，以脐为中 心，做环形运动，顺时针、逆时 针各摩 100 次。

功效 ❖ 调理肠腑，缓解腹泻。

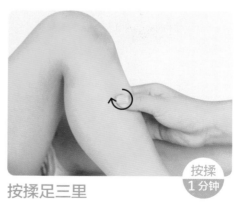

按揉 1分钟

按揉足三里

取穴 ❖ 外膝眼下 3 寸，胫骨旁开 1 寸处。

操作 ❖ 用拇指指腹按揉足三里穴 100 次。

功效 ❖ 健脾胃，助运化。

第**5**章 养好脾胃，宝宝吃饭香、 不积食、不拉肚子

脾虚泻

推拿关键词 ◇ **健脾益气，温阳止泻**

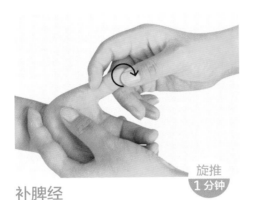

旋推
1分钟

补脾经

取穴 ◇ 拇指末节螺纹面。

操作 ◇ 用拇指指腹顺时针旋推脾经100次。

功效 ◇ 健脾胃，运水谷。

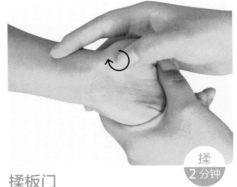

揉
2分钟

揉板门

取穴 ◇ 手掌大鱼际平面。

操作 ◇ 用拇指指腹揉板门200次。

功效 ◇ 健脾胃，止腹泻。

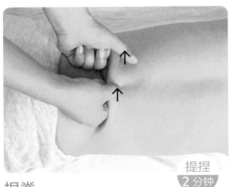

提捏
2分钟

捏脊

取穴 ◇ 后背正中，整个脊柱，从大椎穴至长强穴成一直线。

操作 ◇ 用拇指和食、中二指合力自下而上提捏宝宝脊柱正中。捏脊通常捏3~5遍。

功效 ◇ 调中止泻。

李大夫答疑 ◇

问 宝宝拉肚子，需要禁食吗？

答 有不少家长认为，腹泻的时候应该让宝宝断食调理，觉得宝宝饿一阵子就不会腹泻了。宝宝禁食，是为了让胃肠道休息。但这样的认识是不科学的。因为即使宝宝不吃不喝，胃也还是会分泌胃酸，肠道也会分泌肠液。在饥饿状态下，肠胃的蠕动反而会更快，使腹泻加重。而且宝宝本来身体就不适，不给他吃东西补充营养，身体怎么对抗细菌、病毒呢？所以，饿着宝宝是有害无益的。

伤食泻

推拿关键词 ❖ **消食导滞，和中健脾**

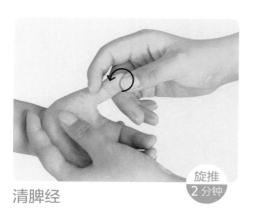

清脾经

旋推
2分钟

取穴 ❖ 拇指末节螺纹面。

操作 ❖ 用拇指指腹逆时针旋推宝宝脾经
200 次。

功效 ❖ 健脾消食，止泻。

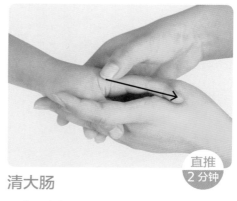

清大肠

直推
2分钟

取穴 ❖ 食指桡侧缘，从食指尖到虎口的
一条纵向连线。

操作 ❖ 用拇指指腹从宝宝虎口直推向食
指尖 200 次。

功效 ❖ 清理肠胃实热，利食止泻。

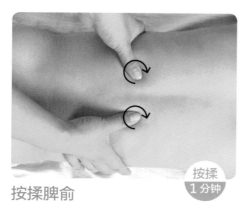

按揉脾俞

按揉
1分钟

取穴 ❖ 第 11 胸椎棘突下，脊柱正中线旁
开 1.5 寸处，左右各一穴。

操作 ❖ 用拇指指腹按揉宝宝脾俞穴 100 次。

功效 ❖ 健脾和胃，调理腹泻。

特效小偏方

山药白扁豆粥：健脾止泻

山药 100 克去皮、切块，上笼蒸 10 分
钟；白扁豆 50 克、大米 30 克洗净；
材料放入锅中，加水煮成粥，最后用
盐调味即可。此粥有健脾止泻、疏肝
和胃的功效。

寒湿泻

推拿关键词 ❖ **温中散寒，化湿止泻**

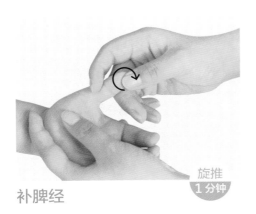

旋推 1分钟

补脾经

取穴 ❖ 拇指末节螺纹面。
操作 ❖ 用拇指指腹顺时针旋推脾经100次。
功效 ❖ 健脾化湿，止泻。

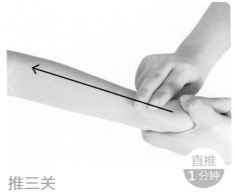

直推 1分钟

推三关

取穴 ❖ 前臂桡侧，腕横纹至肘横纹处。
操作 ❖ 食指、中指并拢，自宝宝腕横纹直推至肘横纹100次。
功效 ❖ 温阳散寒，暖腹止泻。

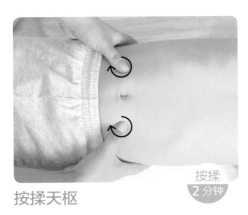

按揉 2分钟

按揉天枢

取穴 ❖ 位于肚脐旁开2寸处，左右各一穴。
操作 ❖ 用拇指指腹按揉天枢穴200次。
功效 ❖ 健脾和胃，消食和中。

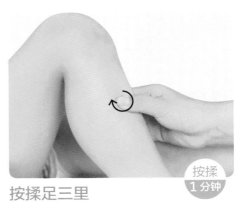

按揉 1分钟

按揉足三里

取穴 ❖ 外膝眼下3寸，胫骨旁开1寸处。
操作 ❖ 用拇指指腹按揉足三里穴100次。
功效 ❖ 健脾胃，助运化。

湿热泻

推拿关键词 ◈ **清热利湿，调中止泻**

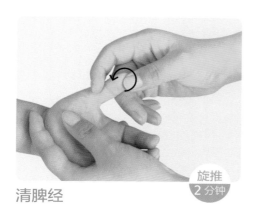

清脾经 旋推 2分钟

取穴 ◈ 拇指末节螺纹面。

操作 ◈ 用拇指指腹逆时针旋推宝宝脾经
200次。

功效 ◈ 清热利湿，止泻。

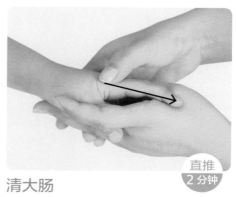

清大肠 直推 2分钟

取穴 ◈ 食指桡侧缘，从食指尖到虎口的
一条纵向连线。

操作 ◈ 用拇指指腹从宝宝虎口直推向食
指尖200次。

功效 ◈ 清理肠胃实热，利食止泻。

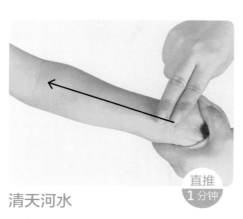

清天河水 直推 1分钟

取穴 ◈ 前臂正中，总筋至曲泽穴（腕横
纹至肘横纹）成一直线。

操作 ◈ 用食指、中指指腹自腕向肘直推
天河水100次。

功效 ◈ 清脾胃湿热，止泻。

李大夫答疑 ◈

问 宝宝腹泻期间，宜吃哪些食物？

答 腹泻期间，要给宝宝吃清淡、易消
化的食物；腹泻停止后，让宝宝吃
少量少渣且比较软的食物。

便秘

小儿便秘是指宝宝持续 2 周或 2 周以上排便困难、大便秘结不通、排便时间延长的一种病症。宝宝正处在快速成长发育期，他们的肠胃蠕动能力较差，如果喂养过于精细，或者用药后导致肠功能紊乱，都会引起便秘；不规律的饮食和作息习惯也可能导致便秘。

常见类型及表现症状

类型	表现症状
实证便秘	便干，面赤身热，口臭，腹胀，小便黄，舌苔黄厚
虚证便秘	面白无华，神疲力乏，大便难下，便质不干，舌淡苔薄

图解特效穴位

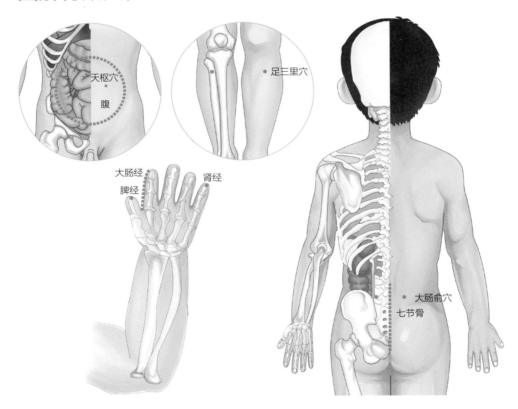

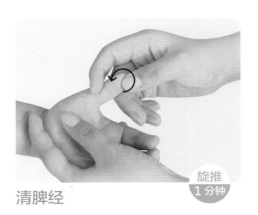

旋推
1分钟

清脾经

取穴 ❖ 拇指末节螺纹面。

操作 ❖ 用拇指指腹逆时针旋推宝宝脾经100 次。

功效 ❖ 健脾和胃，帮助消化。

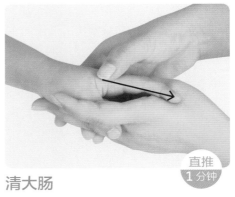

直推
1分钟

清大肠

取穴 ❖ 食指桡侧缘，从食指尖到虎口的一条纵向连线。

操作 ❖ 用拇指指腹从宝宝虎口直推向食指尖 100 次。

功效 ❖ 清理肠腑，调理便秘。

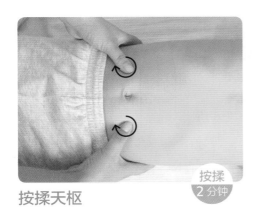

按揉
2分钟

按揉天枢

取穴 ❖ 位于肚脐旁开 2 寸处，左右各一穴。

操作 ❖ 用拇指指腹按揉天枢穴 200 次。

功效 ❖ 疏调大肠，理气助消化。

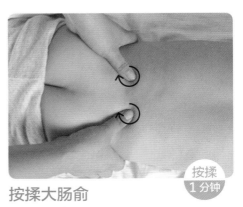

按揉
1分钟

按揉大肠俞

取穴 ❖ 第 4 腰椎棘突下，脊柱正中线旁开 1.5 寸处，左右各一穴。

操作 ❖ 用两手拇指指腹按揉大肠俞穴100 次。

功效 ❖ 通降肠腑，理气通便。

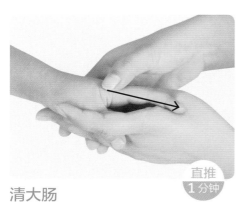

直推 1分钟

清大肠

取穴❖ 食指桡侧缘，从食指尖到虎口的一条纵向连线。

操作❖ 用拇指指腹从宝宝虎口直推向食指尖 100 次。

功效❖ 清热泻火，调理便秘。

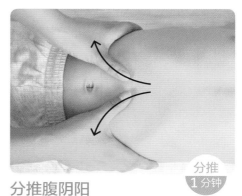

分推 1分钟

分推腹阴阳

取穴❖ 腹部剑突至平脐处。

操作❖ 双手拇指从剑突起，分别向两边推，边推边向下移动，直到平脐为止。分推 100 次。

功效❖ 调理脾胃，润肠通便。

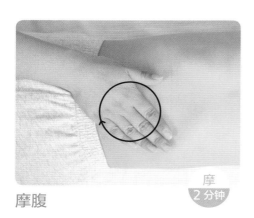

摩 2分钟

摩腹

取穴❖ 整个腹部。

操作❖ 用全手掌面轻贴腹部，以脐为中心，做环形运动，顺时针、逆时针各摩 100 次。

功效❖ 调理脾胃，通便。

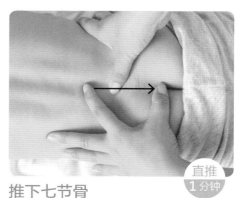

直推 1分钟

推下七节骨

取穴❖ 第 4 腰椎至尾骨端（长强穴）成一直线。

操作❖ 用拇指自上而下推七节骨 100 次。

功效❖ 清热，解毒，通便。

推拿关键词 ❖ **益气养血，润肠通便**

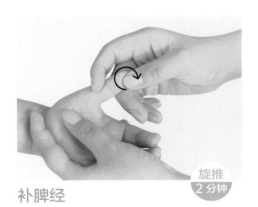

旋推
2 分钟

补脾经

取穴 ❖ 拇指末节螺纹面。

操作 ❖ 用拇指指腹顺时针旋推宝宝脾经
200 次。

功效 ❖ 健脾胃，促进消化。

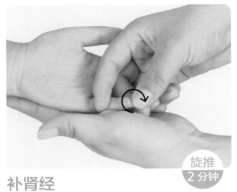

旋推
2 分钟

补肾经

取穴 ❖ 小指末节螺纹面。

操作 ❖ 用拇指指腹顺时针旋推宝宝肾经
200 次。

功效 ❖ 补肾益气，促进排便。

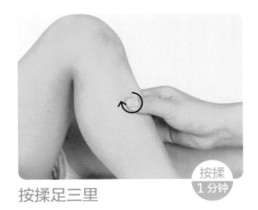

按揉
1 分钟

按揉足三里

取穴 ❖ 外膝眼下 3 寸，胫骨旁开 1 寸处。

操作 ❖ 用拇指指腹按揉足三里穴 100 次。

功效 ❖ 健脾胃，助运化，通便。

李大夫答疑 ❖

问 宝宝积食便秘，能经常食用健胃消
食片吗？

答 不可以。改善宝宝积食，有一个安
全的方法，将山楂在锅中小火慢
炖，至黏稠状后放入冰糖，然后喂
宝宝吃（1 岁以下不加冰糖，1 岁
以上少加冰糖）。尽量通过食疗
缓解。

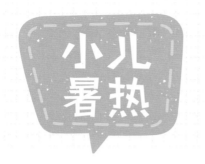

小儿夏天易发热，并伴有口渴多饮、多尿、少汗或无汗等症状，且天气越热体温越高，多见于 6 个月至 2 周岁的小儿，故又称"小儿夏季热"。推拿相关穴位，可清热解暑，缓解小儿暑热。

常见类型及表现症状

类型	表现症状
上盛下虚型	发热、口渴多饮、多尿、无汗、精神不振、烦躁不安、面色苍白、舌苔薄
暑邪伤肺胃	发热持续，体温多在午后增高，口渴多饮，无汗或少汗，唇红干燥，舌质红，苔薄白或薄黄

图解特效穴位

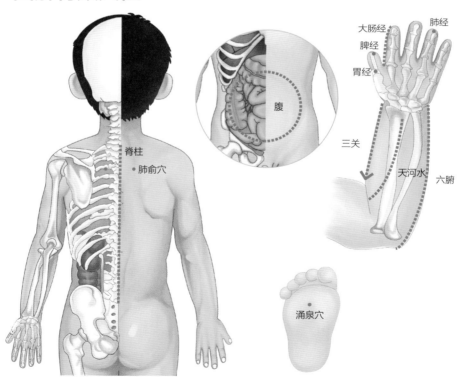

脊柱

肺俞穴

腹

大肠经　肺经
脾经
胃经

三关

天河水　六腑

涌泉穴

推拿关键词 ❖ **清热解暑**

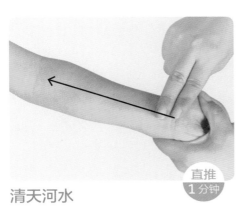

直推
1分钟

清天河水

取穴 ❖ 前臂正中，总筋至曲泽穴（腕横纹至肘横纹）成一直线。

操作 ❖ 用食指、中指指腹自腕向肘直推天河水100次。

功效 ❖ 清热解表。

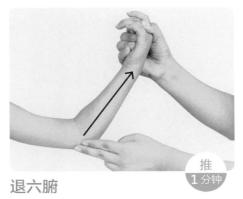

推
1分钟

退六腑

取穴 ❖ 前臂尺侧，腕横纹至肘横纹成一直线。

操作 ❖ 用拇指指腹或食、中二指指腹沿着宝宝的前臂尺侧，从肘横纹推向腕横纹处，操作100次。

功效 ❖ 清热，消暑。

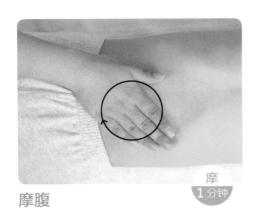

摩
1分钟

摩腹

取穴 ❖ 整个腹部。

操作 ❖ 用全手掌面轻贴腹部，以脐为中心，做环形运动，顺时针摩100次。

功效 ❖ 调理脾胃，补脾虚。

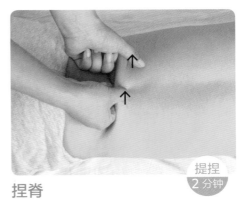

提捏
2分钟

捏脊

取穴 ❖ 后背正中，整个脊柱，从大椎穴至长强穴成一直线。

操作 ❖ 用拇指和食、中二指合力自下而上提捏宝宝脊柱正中。捏脊通常捏3~5遍。

功效 ❖ 避免肠胃积食引起发热。

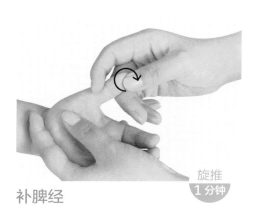

旋推
1分钟

补脾经

取穴 ❖ 拇指末节螺纹面。

操作 ❖ 用拇指指腹顺时针旋推宝宝脾经 100 次。

功效 ❖ 温补脾胃。

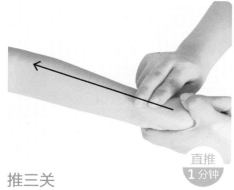

直推
1分钟

推三关

取穴 ❖ 前臂桡侧，腕横纹至肘横纹处。

操作 ❖ 食指、中指并拢，自宝宝腕横纹直推至肘横纹 100 次。

功效 ❖ 温补阳气。

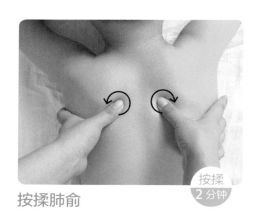

按揉
2分钟

按揉肺俞

取穴 ❖ 第 3 胸椎棘突下，旁开 1.5 寸，左右各一穴。

操作 ❖ 用拇指指腹按揉肺俞穴 200 次。

功效 ❖ 养肺强体。

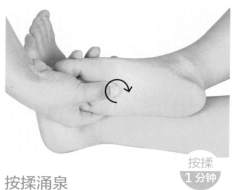

按揉
1分钟

按揉涌泉

取穴 ❖ 足心，第二、第三趾的趾缝纹头端与足跟连线的前 1/3 和后 2/3 交点处，屈趾时足心的凹陷处。

操作 ❖ 用拇指指腹按揉涌泉穴 100 次。

功效 ❖ 引火归元，调理阴虚内热。

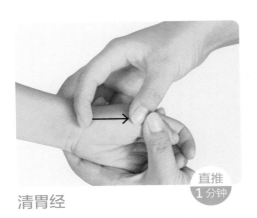

直推
1分钟

清胃经

取穴 ❖ 大鱼际外侧，赤白肉际处。

操作 ❖ 用拇指指腹从宝宝掌根方向向拇指指根方向直推 100 次。

功效 ❖ 清脾胃，降火。

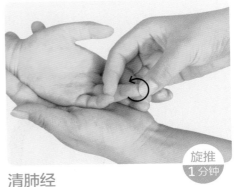

旋推
1分钟

清肺经

取穴 ❖ 无名指末节螺纹面。

操作 ❖ 用拇指指腹逆时针旋推肺经 100 次。

功效 ❖ 清肺热，滋阴养肺。

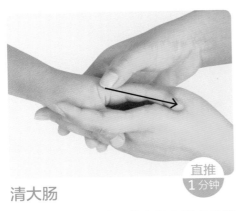

直推
1分钟

清大肠

取穴 ❖ 食指桡侧缘，从食指尖到虎口的一条纵向连线。

操作 ❖ 用拇指指腹从宝宝虎口直推向食指尖 100 次。

功效 ❖ 清理肠胃实热，消导食滞。

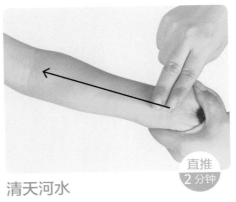

直推
2分钟

清天河水

取穴 ❖ 前臂正中，总筋至曲泽穴（腕横纹至肘横纹）成一直线。

操作 ❖ 用食指、中指指腹自腕向肘直推天河水 200 次。

功效 ❖ 清热解表。

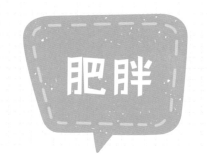

肥胖

小儿肥胖是指小儿体重超过同性别、同年龄健康儿童的体重。本症多是由于食物摄入过量或机体代谢改变导致，体重过度增长可能导致小儿出现病理改变，因此父母为小儿补充营养时应注意适量而不过多。另外，推拿相关穴位，可健脾胃、助消化、化痰减脂，改善肥胖。

图解特效穴位

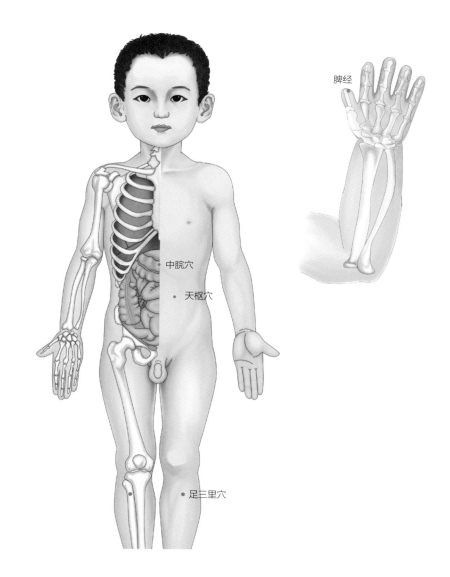

脾经

中脘穴

天枢穴

足三里穴

每天按捏 5 分钟　宝宝长得高　睡得香　身体棒

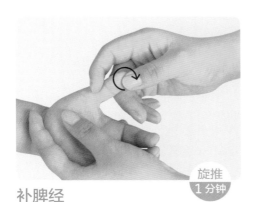

旋推 1分钟

补脾经

取穴 ❖ 拇指末节螺纹面。

操作 ❖ 用拇指指腹顺时针旋推宝宝脾经 100 次。

功效 ❖ 健脾胃，助消化，促减肥。

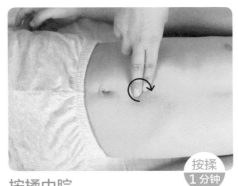

按揉 1分钟

按揉中脘

取穴 ❖ 位于肚脐上 4 寸，胸骨下端剑突 至肚脐连线的中点处。

操作 ❖ 用食、中二指指腹按揉宝宝中脘 穴 100 次。

功效 ❖ 健脾和胃，消食减肥。

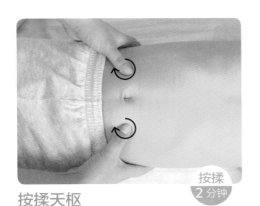

按揉 2分钟

按揉天枢

取穴 ❖ 位于肚脐旁开 2 寸处，左右各一穴。

操作 ❖ 用拇指指腹按揉天枢穴 200 次。

功效 ❖ 理气导滞，调理肠胃。

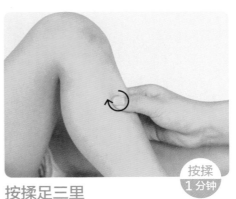

按揉 1分钟

按揉足三里

取穴 ❖ 外膝眼下 3 寸，胫骨旁开 1 寸处。

操作 ❖ 用拇指指腹按揉足三里穴 100 次。

功效 ❖ 健脾胃，助运化。

第5章 养好脾胃，宝宝吃饭香，不积食，不拉肚子

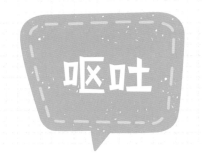

呕吐在婴幼儿时期较为常见，可见于多种病症，如急性胃炎、贲门痉挛、贲门梗阻等，呕吐属于主症之一。中医学认为，凡外感邪气、内伤乳食、突然受到惊吓以及其他脏腑疾病影响到胃的正常功能，导致胃失和降、胃气上逆，都会引起呕吐。

常见类型及表现症状

类型	表现症状
寒吐	宝宝喜热恶寒、神疲肢冷、面色苍白、食入不化、吐出物无酸臭味
热吐	宝宝面赤唇红、发热烦躁、口渴饮冷、吐出物有酸馊味、小便色赤、大便干
伤食吐	宝宝一般会嗳气吞酸、厌食、脘腹胀满、烦躁不安，呕吐物有酸馊味、吐后平静

图解特效穴位

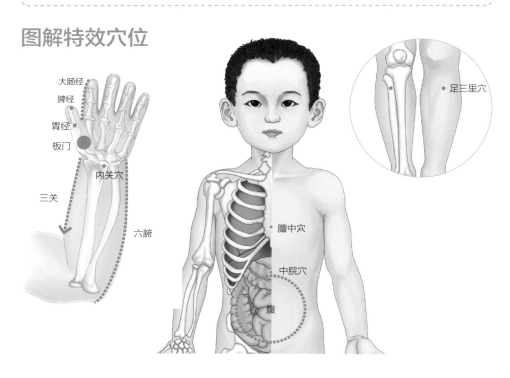

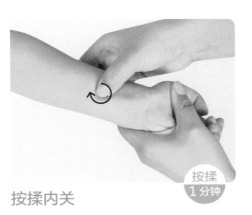

按揉
1分钟

按揉内关

取穴 ❖ 仰掌，腕横纹上 2 寸，当掌长肌腱与桡侧腕屈肌腱之间取穴。

操作 ❖ 用拇指指腹在宝宝内关穴上按揉100 次。

功效 ❖ 宁心安神，降逆止呕。

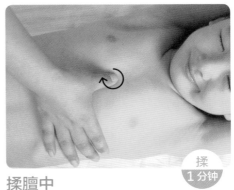

揉
1分钟

揉膻中

取穴 ❖ 两乳头连线的中点。

操作 ❖ 宝宝仰卧位，用拇指指腹揉膻中穴 100 次。

功效 ❖ 理气止呕。

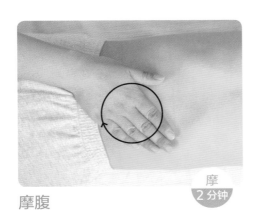

摩
2分钟

摩腹

取穴 ❖ 整个腹部。

操作 ❖ 用全手掌面轻贴腹部，以脐为中心，做环形运动，顺时针、逆时针各摩 100 次。

功效 ❖ 调理脾胃，补脾虚。

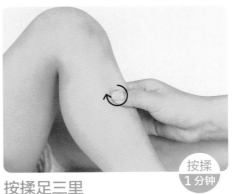

按揉
1分钟

按揉足三里

取穴 ❖ 外膝眼下 3 寸，胫骨旁开 1 寸处。

操作 ❖ 用拇指指腹按揉足三里穴 100 次。

功效 ❖ 健脾胃，助运化，止呕吐。

第5章 养好脾胃，宝宝吃饭香、不积食、不拉肚子

❖

寒吐

推拿关键词 ❖ **温补脾胃，止呕吐**

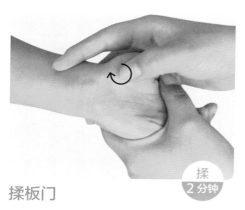

揉板门

揉
2 分钟

取穴 ❖ 手掌大鱼际平面。

操作 ❖ 用拇指指腹揉板门 200 次。

功效 ❖ 促进脾胃运化。

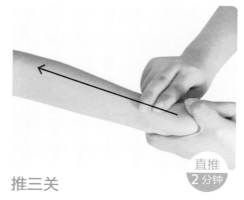

推三关

直推
2 分钟

取穴 ❖ 前臂桡侧，腕横纹至肘横纹处。

操作 ❖ 食指、中指并拢，自宝宝腕横纹
直推至肘横纹 200 次。

功效 ❖ 温阳散寒。

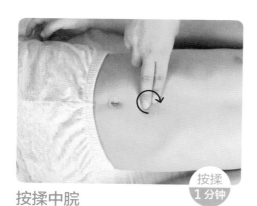

按揉中脘

按揉
1 分钟

取穴 ❖ 位于肚脐上 4 寸，胸骨下端剑突
至肚脐连线的中点处。

操作 ❖ 用食、中二指指腹按揉宝宝中脘
穴 100 次。

功效 ❖ 健脾暖胃，促进消化。

特效小偏方

红枣姜糖水：暖腹止呕吐

生姜 5 克洗净，切成片；红枣 4 个洗
净，在表面用刀划 2 刀；锅中加 2 碗
水，烧开后放入姜片、红枣和 10 克红
糖；大火烧开后改为小火，煮 15～20
分钟即可。早晚服用，可调理宝宝脾
胃虚寒引起的呕吐。

热吐

推拿关键词 ❖ **清热健脾，止呕吐**

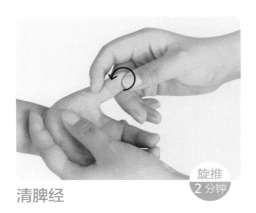

旋推 2分钟

清脾经

取穴 ❖ 拇指末节螺纹面。

操作 ❖ 用拇指指腹逆时针旋推宝宝脾经 200 次。

功效 ❖ 清脾胃，止呕吐。

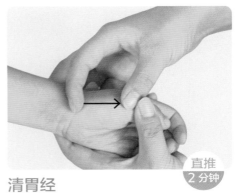

直推 2分钟

清胃经

取穴 ❖ 大鱼际外侧，赤白肉际处。

操作 ❖ 用拇指指腹从宝宝掌根方向向拇指指根方向直推 200 次。

功效 ❖ 清脾胃，降火，止呕吐。

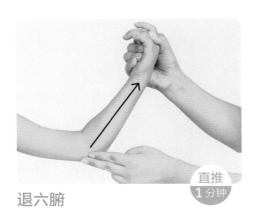

直推 1分钟

退六腑

取穴 ❖ 前臂尺侧，腕横纹至肘横纹成一直线。

操作 ❖ 用拇指指腹或食、中二指指腹沿着宝宝的前臂尺侧，从肘横纹推向腕横纹处，操作 100 次。

功效 ❖ 清热，顺气，止呕。

李大夫答疑 ❖

问 宝宝呕吐时，家长应该如何护理？

答 呕吐的宝宝，应有专人护理，安静休息。宝宝在平卧时，头部尽量偏向一侧，避免呕吐时呛入气管。小宝宝可用纱布蘸温水清洁口腔；大宝宝可以用温开水漱口，以保持口腔清洁。

第5章 养好脾胃，宝宝吃饭香、不积食、不拉肚子

❖

伤食吐

推拿关键词 ❖ **消食化积，止呕吐**

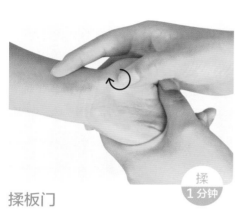

揉
1分钟

揉板门

取穴 ❖ 手掌大鱼际平面。

操作 ❖ 用拇指指腹揉板门100次。

功效 ❖ 促进脾胃运化，消食导滞。

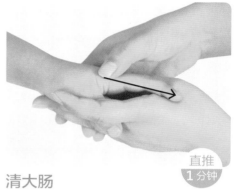

直推
1分钟

清大肠

取穴 ❖ 食指桡侧缘，从食指尖到虎口的一条纵向连线。

操作 ❖ 用拇指指腹从宝宝虎口直推向食指尖100次。

功效 ❖ 清理肠胃实热，止呕吐。

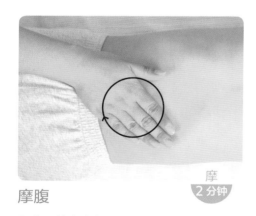

摩
2分钟

摩腹

取穴 ❖ 整个腹部。

操作 ❖ 用全手掌面轻贴腹部，以脐为中心，做环形运动，顺时针、逆时针各摩100次。

功效 ❖ 调理脾胃，补脾虚。

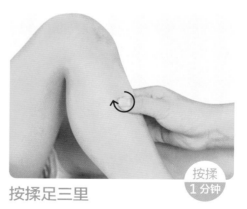

按揉
1分钟

按揉足三里

取穴 ❖ 外膝眼下3寸，胫骨旁开1寸处。

操作 ❖ 用拇指指腹按揉足三里穴100次。

功效 ❖ 健脾胃，助运化，止呕吐。

每天按捏5分钟 宝宝长得高 睡得香 身体棒

第6章

睡前捏一捏，
宝宝睡觉香、长高个、
更聪明

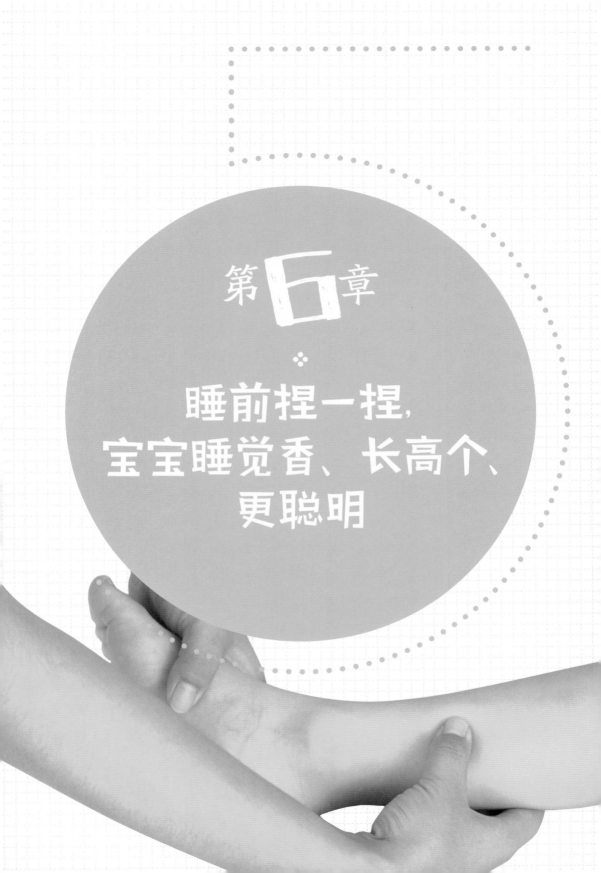

小儿增高推拿法

让宝宝长高个，是每位父母的期望。如果要想充分发挥宝宝身高增长的潜力，首先要保证均衡的饮食营养和充足的睡眠，以及让宝宝科学地锻炼身体。在此基础上，配合一些有利于宝宝长高的推拿，会有更好的效果。

图解特效穴位

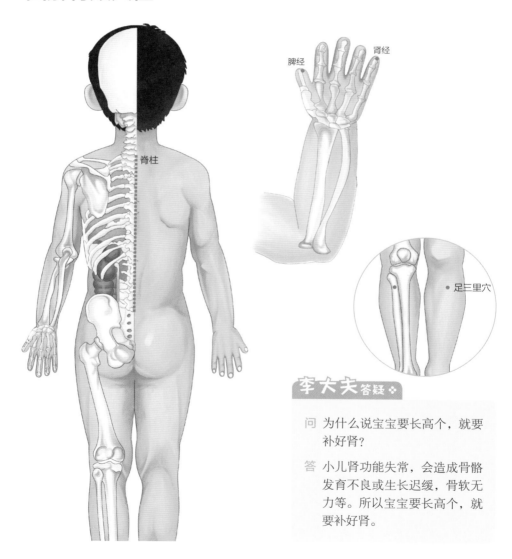

脾经　肾经

脊柱

足三里穴

李大夫答疑

问　为什么说宝宝要长高个，就要补好肾？

答　小儿肾功能失常，会造成骨骼发育不良或生长迟缓，骨软无力等。所以宝宝要长高个，就要补好肾。

每天按捏 5 分钟

宝宝长得高　睡得香　身体棒

推拿关键词 ✧ **补肾益髓，促进骨骼生长**

扫一扫，看视频

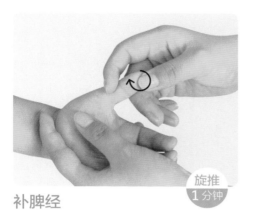

旋推 1分钟

补脾经

取穴 ✧ 拇指末节螺纹面。

操作 ✧ 用拇指指腹顺时针旋推宝宝脾经 100 次。

功效 ✧ 健脾和胃，助运化，增强体质。

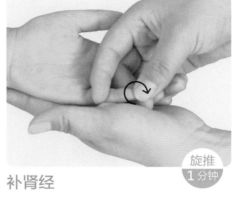

旋推 1分钟

补肾经

取穴 ✧ 小指末节螺纹面。

操作 ✧ 用拇指指腹顺时针旋推宝宝肾经 100 次。

功效 ✧ 补肾益脑，强身健体。

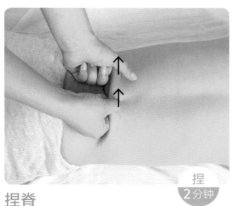

捏 2分钟

捏脊

取穴 ✧ 后背正中，整个脊柱，从大椎穴 至长强穴成一直线。

操作 ✧ 用拇指和食、中二指合力自下而 上提捏宝宝脊柱正中。捏脊通常 捏 3~5 遍。

功效 ✧ 促进宝宝脾胃消化，帮助长个。

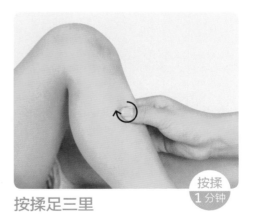

按揉 1分钟

按揉足三里

取穴 ✧ 外膝眼下 3 寸，胫骨旁开 1 寸处。

操作 ✧ 用拇指指腹按揉足三里穴 100 次。

功效 ✧ 健脾胃，补气血，强筋壮骨。

小儿益智推拿法

促进宝宝智力发育，让宝宝头脑聪明，"不让宝宝输在起跑线上"。通过揉按穴位，可以起到改善脑部血液循环、增强记忆力等效果。

图解特效穴位

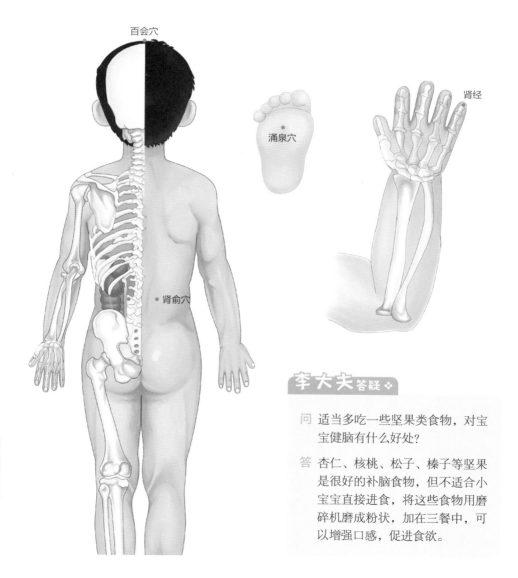

百会穴

涌泉穴

肾经

肾俞穴

李大夫答疑 ❖

问 适当多吃一些坚果类食物，对宝宝健脑有什么好处？

答 杏仁、核桃、松子、榛子等坚果是很好的补脑食物，但不适合小宝宝直接进食，将这些食物用磨碎机磨成粉状，加在三餐中，可以增强口感，促进食欲。

每天按捏 5 分钟　宝宝长得高　睡得香　身体棒

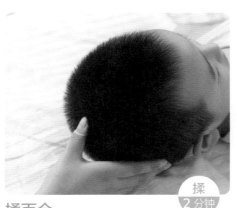

揉
2分钟

揉百会

取穴 ✦ 头顶正中心，两耳尖连线的中点。

操作 ✦ 用拇指指腹轻揉宝宝百会穴 200 次。

功效 ✦ 健脑益智。

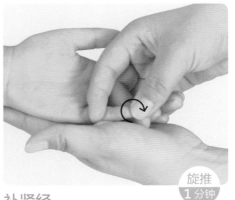

旋推
1分钟

补肾经

取穴 ✦ 小指末节螺纹面。

操作 ✦ 用拇指指腹顺时针旋推宝宝肾经
100 次。

功效 ✦ 补肾益脑，强身健体。

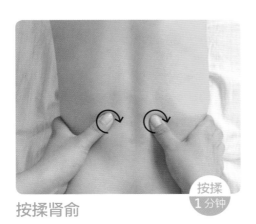

按揉
1分钟

按揉肾俞

取穴 ✦ 第 2 腰椎棘突下，脊柱正中线旁
开 1.5 寸处，左右各一穴。

操作 ✦ 用拇指指腹按揉宝宝肾俞穴 100 次。

功效 ✦ 补益肾气，滋阴补阳。

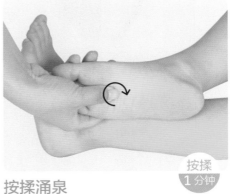

按揉
1分钟

按揉涌泉

取穴 ✦ 足心，第二、第三趾的趾缝纹头
端与足跟连线的前 1/3 和后 2/3
交点处，屈趾时足心的凹陷处。

操作 ✦ 用拇指指腹按揉涌泉穴 100 次。

功效 ✦ 补肾益精，健脑。

第6章 睡前捏一捏，宝宝睡觉香，长高个、更聪明

147

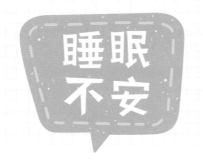

充足的睡眠是宝宝健康的重要保证。睡眠不安是指宝宝经常夜间入睡后易醒，时哭时止，或睡眠不实，醒后常可再入睡，或时睡时醒，但白天能够安静睡眠的一种亚健康状态。持续时间在 2 周以上。

常见类型及表现症状

类型	表现症状
心脾两虚	多梦易醒，饮食无味，面色无华，疲倦乏力
阴虚火旺	失眠，头晕耳鸣，口干，手心或脚心热

图解特效穴位

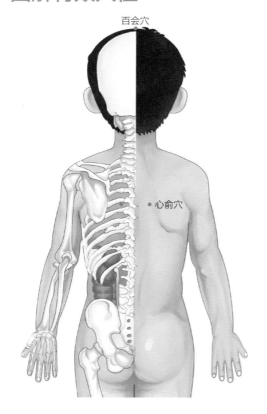

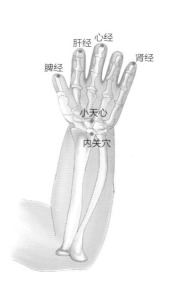

推拿关键词 ❖ **安神定志，促进睡眠**

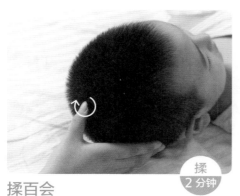

揉
2分钟

揉百会

取穴 ❖ 头顶正中心，两耳尖连线的中点。

操作 ❖ 用拇指指腹轻揉宝宝百会穴200次。

功效 ❖ 温通阳气，镇惊安神。

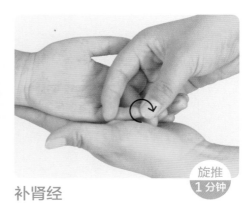

旋推
1分钟

补肾经

取穴 ❖ 小指末节螺纹面。

操作 ❖ 用拇指指腹顺时针旋推宝宝肾经100次。

功效 ❖ 补肾气，促进睡眠。

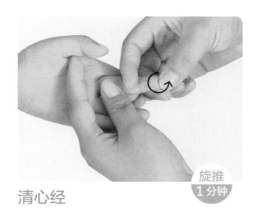

旋推
1分钟

清心经

取穴 ❖ 中指末节螺纹面。

操作 ❖ 用拇指指腹逆时针旋推心经100次。

功效 ❖ 安神宁心，促进睡眠。

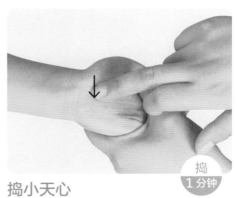

捣
1分钟

捣小天心

取穴 ❖ 手掌大小鱼际交界的凹陷处。

操作 ❖ 用中指指端或屈曲的指间关节捣小天心100次。

功效 ❖ 安神定志，促进睡眠。

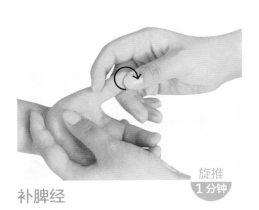

旋推
1分钟

补脾经

取穴 ✦ 拇指末节螺纹面。

操作 ✦ 用拇指指腹顺时针旋推宝宝脾经 100 次。

功效 ✦ 健脾和胃，助运化。

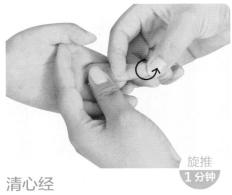

旋推
1分钟

清心经

取穴 ✦ 中指末节螺纹面。

操作 ✦ 用拇指指腹逆时针旋推心经 100 次。

功效 ✦ 安神宁心，促进睡眠。

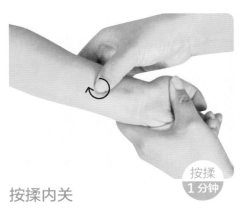

按揉
1分钟

按揉内关

取穴 ✦ 仰掌，腕横纹上 2 寸，当掌长肌腱与桡侧腕屈肌腱之间取穴。

操作 ✦ 用拇指指腹在宝宝内关穴上按揉 100 次。

功效 ✦ 宁心安神，促进睡眠。

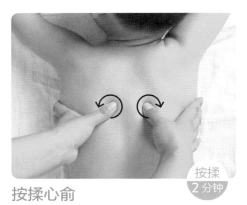

按揉
2分钟

按揉心俞

取穴 ✦ 第 5 胸椎棘突下，脊柱正中线旁开 1.5 寸处，左右各一穴。

操作 ✦ 用拇指指腹按揉心俞穴 200 次。

功效 ✦ 安神，宁心，促进睡眠。

推拿关键词 ✦ **滋阴清火，促进睡眠**

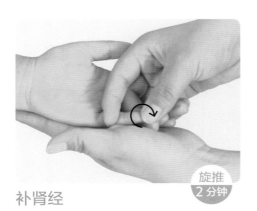

旋推
2 分钟

补肾经

取穴 ✦ 小指末节螺纹面。

操作 ✦ 用拇指指腹顺时针旋推宝宝肾经200次。

功效 ✦ 补肾，健脑，安眠。

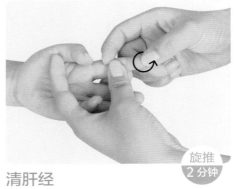

旋推
2 分钟

清肝经

取穴 ✦ 食指末节螺纹面。

操作 ✦ 用拇指指腹逆时针旋推肝经200次。

功效 ✦ 清肝火，除烦躁。

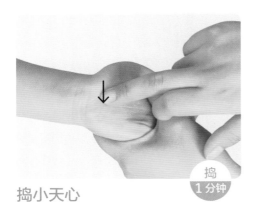

捣
1 分钟

捣小天心

取穴 ✦ 手掌大小鱼际交界的凹陷处。

操作 ✦ 用中指指端或屈曲的指间关节捣小天心100次。

功效 ✦ 安神定志，促进睡眠。

李大夫答疑 ✦

问 宝宝今年4岁，睡觉时经常磨牙，磨牙声很大，而且脾气越来越大，经常睡卧不宁。宝宝的牙齿会被磨光吗？该怎么调理？

答 磨牙虽然不会将牙齿磨光，但对牙齿本身和颌骨的损伤非常大。宝宝脾气差、睡卧不宁，多是肝火旺，可以清肝经300次，补肾经300次，坚持推拿一周就有效果。

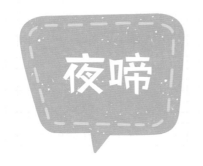

小儿夜啼的表现是每到夜间即高声啼哭，呈间歇发作，甚至通宵达旦啼哭不休，白天却安静、少哭闹。该病症多见于1岁以下的宝宝，宝宝一般全身情况良好，夜啼与季节没有明显关系。但是夜啼时间长了，会影响宝宝的睡眠和健康。推拿调理应以安神宁志为主。

常见类型及表现症状

类型	表现症状
惊骇恐惧型	睡梦中惊啼，哭泣声尖锐，心神不安，面色发青，时睡时醒
脾胃虚寒型	哭声低微，面色青白，四肢不温，进食量小，大便稀溏

图解特效穴位

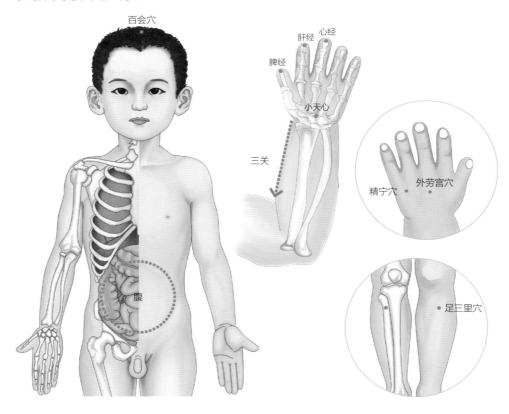

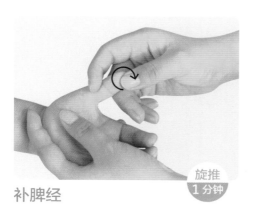

补脾经

旋推 1分钟

取穴 ❖ 拇指末节螺纹面。

操作 ❖ 用拇指指腹顺时针旋推宝宝脾经100次。

功效 ❖ 健脾和胃，助运化。

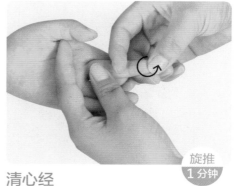

清心经

旋推 1分钟

取穴 ❖ 中指末节螺纹面。

操作 ❖ 用拇指指腹逆时针旋推心经100次。

功效 ❖ 安神宁心，促进睡眠。

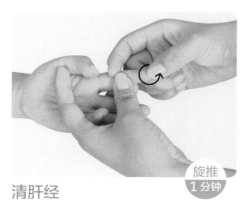

清肝经

旋推 1分钟

取穴 ❖ 食指末节螺纹面。

操作 ❖ 用拇指指腹逆时针旋推肝经100次。

功效 ❖ 清肝火，除烦躁。

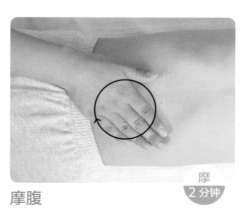

摩腹

摩 2分钟

取穴 ❖ 整个腹部。

操作 ❖ 用全手掌面轻贴腹部，以脐为中心，做环形运动，顺时针摩腹200次。

功效 ❖ 调理脾胃，补脾虚。

推拿关键词 ✦ **安神定惊**

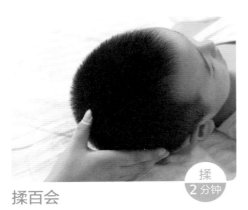

揉
2分钟

揉百会

取穴 ✦ 头顶正中心，两耳尖连线的中点。

操作 ✦ 用拇指指腹轻揉宝宝百会穴200次。

功效 ✦ 温通阳气，镇惊安神。

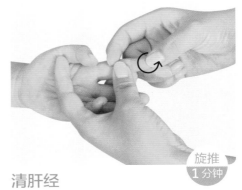

旋推
1分钟

清肝经

取穴 ✦ 食指末节螺纹面。

操作 ✦ 用拇指指腹逆时针旋推肝经100次。

功效 ✦ 清肝火，安心神。

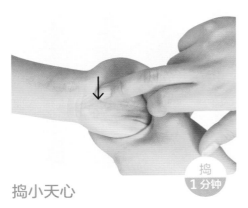

捣
1分钟

捣小天心

取穴 ✦ 手掌大小鱼际交界的凹陷处。

操作 ✦ 用中指指端或屈曲的指间关节捣小天心100次。

功效 ✦ 安神定志，促进睡眠。

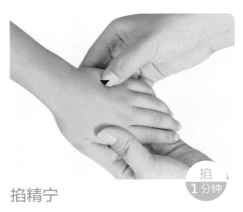

掐
1分钟

掐精宁

取穴 ✦ 手背面，小指掌指关节后，第四、第五掌骨间的凹陷处。

操作 ✦ 用拇指指甲轻掐精宁穴100次。

功效 ✦ 主治宝宝夜啼、惊风。

推拿关键词 ✦ **健脾暖胃**

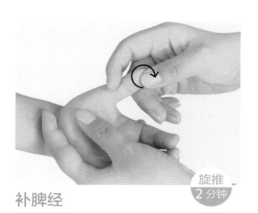

补脾经

取穴 ✦ 拇指末节螺纹面。

操作 ✦ 用拇指指腹顺时针旋推脾经 200 次。

功效 ✦ 健脾益肺，防治小儿咳嗽。

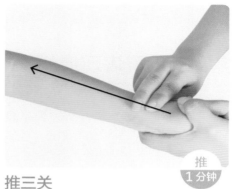

推三关

取穴 ✦ 前臂桡侧，腕横纹至肘横纹处。

操作 ✦ 食指、中指并拢，自宝宝腕横纹直推至肘横纹 100 次。

功效 ✦ 温阳散寒。

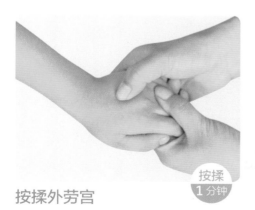

按揉外劳宫

取穴 ✦ 手背第二、第三掌骨间凹陷处，与内劳宫穴相对应。

操作 ✦ 用拇指指腹按揉外劳宫穴 100 次。

功效 ✦ 温阳散寒，增强体质。

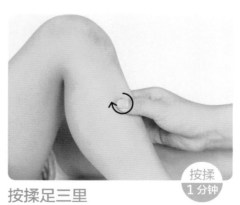

按揉足三里

取穴 ✦ 外膝眼下 3 寸，胫骨旁开 1 寸处。

操作 ✦ 用拇指指腹按揉足三里穴 100 次。

功效 ✦ 健脾化痰。

遗尿

遗尿指 3 岁以上宝宝睡眠中不自觉地排尿，俗称"尿床"。多发生在夜间，因为患儿睡眠较深，不容易觉醒，每夜或间歇性地发生尿床。轻者数夜 1 次，重者一夜数次。中医认为，此病与小儿肾气不足、膀胱失约有关。

常见类型及表现症状

类型	表现症状
下元虚冷	遗尿频繁，甚至一夜数次，兼面色苍白，形神疲乏，腰腿乏力，小便清长，甚者肢冷畏寒
脾肺气虚	遗尿，尿频量少，兼面色苍白，气短自汗，神疲乏力，形体消瘦，食欲缺乏

图解特效穴位

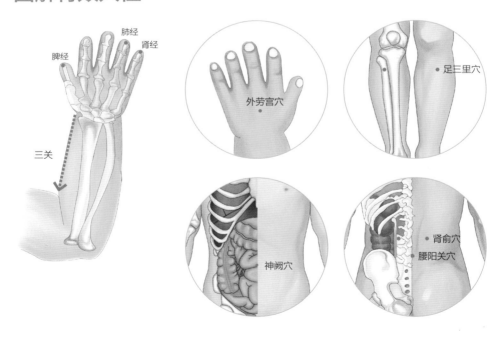

每天按捏 5 分钟　宝宝长得高　睡得香　身体棒

扫一扫，看视频

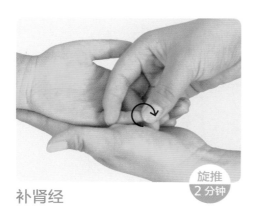

旋推 2分钟

补肾经

取穴 ❖ 小指末节螺纹面。

操作 ❖ 用拇指指腹顺时针旋推宝宝肾经
200次。

功效 ❖ 补肾固本，调理肾虚引起的遗尿。

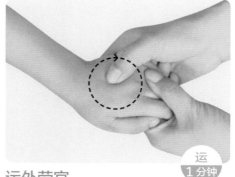

运 1分钟

运外劳宫

取穴 ❖ 手背第二、第三掌骨间凹陷处，
与内劳宫相对应。

操作 ❖ 用拇指指腹运宝宝外劳宫穴
100次。

功效 ❖ 提升阳气，调理遗尿。

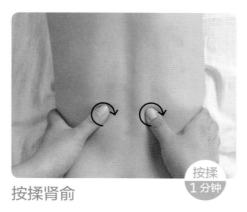

按揉 1分钟

按揉肾俞

取穴 ❖ 第2腰椎棘突下，脊柱正中线旁
开1.5寸处，左右各一穴。

操作 ❖ 用拇指指腹按揉宝宝肾俞穴100次。

功效 ❖ 补肾气，固本。

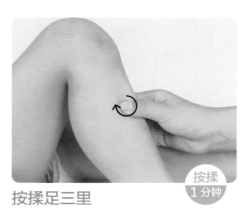

按揉 1分钟

按揉足三里

取穴 ❖ 外膝眼下3寸，胫骨旁开1寸处。

操作 ❖ 用拇指指腹按揉足三里穴100次。

功效 ❖ 强健脾胃，增强体质。

第6章 睡前捏一捏，宝宝睡觉香、长高个、更聪明

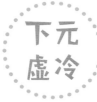

推拿关键词 ✦ **温肾阳，固小便**

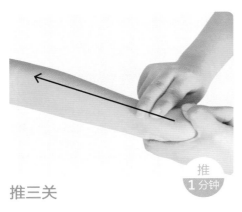

推
1分钟

推三关

取穴 ✦ 前臂桡侧，腕横纹至肘横纹处。

操作 ✦ 食指、中指并拢，自宝宝腕横纹直推至肘横纹100次。

功效 ✦ 温阳散寒。

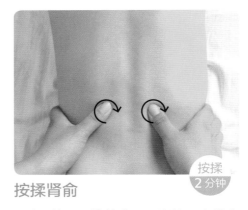

按揉
2分钟

按揉肾俞

取穴 ✦ 第2腰椎棘突下，脊柱正中线旁开1.5寸处，左右各一穴。

操作 ✦ 用拇指指腹按揉宝宝肾俞穴200次。

功效 ✦ 补肾气，强腰膝，固涩小便。

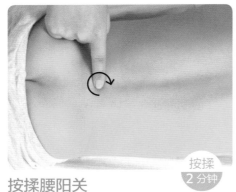

按揉
2分钟

按揉腰阳关

取穴 ✦ 后正中线上，在第4腰椎棘突下凹陷处。

操作 ✦ 用食指指腹按揉腰阳关穴200次。

功效 ✦ 祛寒暖阳，固小便。

特效小偏方
✦

蜂蜜核桃：温肾止遗

将核桃仁100克洗净，放入锅内干炒，待核桃仁发焦时盛出。凉凉后蘸蜂蜜食用。每日2次，每次1个即可。

推拿关键词 ❖ **益气固涩**

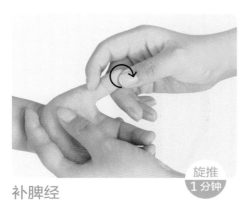

旋推
1 分钟

补脾经

取穴 ❖ 拇指末节螺纹面。

操作 ❖ 用拇指指腹顺时针旋推宝宝脾经
100 次。

功效 ❖ 补益脾胃之气，温补下元。

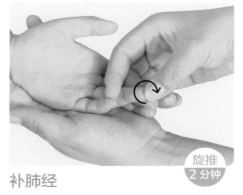

旋推
2 分钟

补肺经

取穴 ❖ 无名指末节螺纹面。

操作 ❖ 用拇指指腹顺时针旋推宝宝肺经
200 次。

功效 ❖ 补肺，强肾。

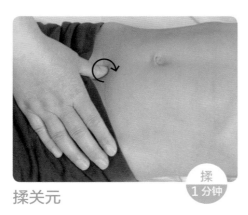

揉
1 分钟

揉关元

取穴 ❖ 位于脐下 3 寸。

操作 ❖ 用拇指指腹揉宝宝关元穴 100 次。

功效 ❖ 培补元气，止遗尿。

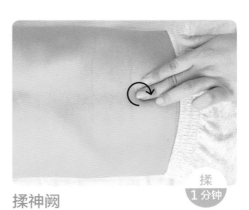

揉
1 分钟

揉神阙

取穴 ❖ 肚脐正中。

操作 ❖ 用食指、中指指腹揉神阙穴 100 次。

功效 ❖ 温阳散寒，补固下元。

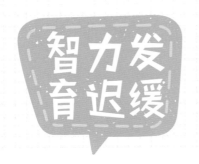
智力发育迟缓

小儿智力发育迟缓，多表现为身材矮小、智力低下、骨骼痿软、腰膝酸软，或神情呆滞、动作迟缓。本证多因先天禀赋不足，产时或产后损伤，或后天护养不当，病后失养，肾精不充所致。

图解特效穴位

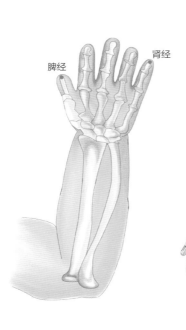

百会穴

脾经

肾经

涌泉穴

李大夫答疑 ❖

问 为什么开发小儿智力，要从补肾做起？

答 中医认为，肾为先天之本，肾藏精，主骨生髓，髓上充于脑。肾精的充盈和脑力的发育关系密切。补肾经可补肾益脑，温养下元。

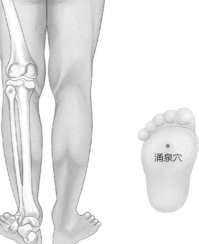

每天按捏 5 分钟

宝宝长得高　睡得香　身体棒

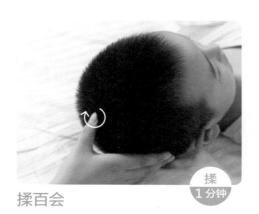

揉
1分钟

揉百会

取穴 ❖ 头顶正中心，两耳尖连线的中点。

操作 ❖ 用拇指指腹轻揉宝宝百会穴100次。

功效 ❖ 温通阳气，镇惊安神。

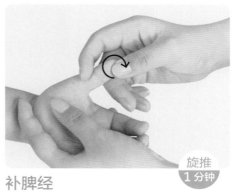

旋推
1分钟

补脾经

取穴 ❖ 拇指末节螺纹面。

操作 ❖ 用拇指指腹顺时针旋推宝宝脾经
100次。

功效 ❖ 健脾和胃，补益气血。

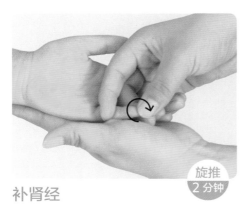

旋推
2分钟

补肾经

取穴 ❖ 小指末节螺纹面。

操作 ❖ 用拇指指腹顺时针旋推宝宝肾经
200次。

功效 ❖ 补肾健脑。

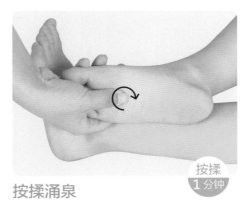

按揉
1分钟

按揉涌泉

取穴 ❖ 足心，第二、第三趾的趾缝纹头
端与足跟连线的前1/3和后2/3
交点处，屈趾时足心的凹陷处。

操作 ❖ 用拇指指腹按揉涌泉穴100次。

功效 ❖ 引火归元，调理阴虚内热。

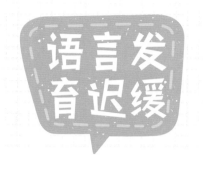
语言发育迟缓

语言发育迟缓是指发育中的儿童语言理解和表达能力明显落后于相应年龄所应达到的标准，主要包括接受性语言障碍和表达性语言障碍两类，不包括由听力障碍引起的语言发育延迟及构音障碍等其他语言障碍类型。是儿童常见的语言障碍之一。

图解特效穴位

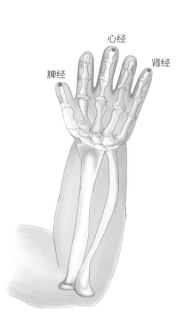

脾经　心经　肾经

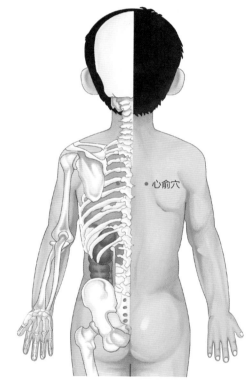

心俞穴

李大夫答疑

问　判断宝宝语言发育迟缓的标准有哪些?

答　通常有以下几方面：8个月大时仍不能发出声音；1岁时不能叫"妈妈""爸爸"；1岁半时能表达或者理解的词不超过10个；2岁时仍未能说出具有完整意义的语句，或者理解的词语少于30个；3岁之后，语言仍含糊不清；5岁时，语句结构常有明显错误；对熟人讲话，常有局促困窘。

推拿关键词 ❖ **补养心神，益精填髓**

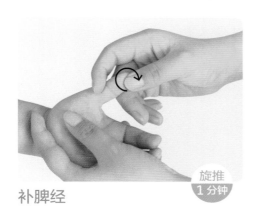

旋推 1 分钟

补脾经

取穴 ❖ 拇指末节螺纹面。

操作 ❖ 用拇指指腹顺时针旋推脾经 100 次。

功效 ❖ 健脾和胃，补益气血。

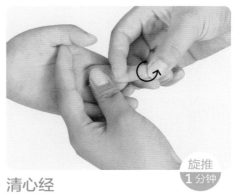

旋推 1 分钟

清心经

取穴 ❖ 中指末节螺纹面。

操作 ❖ 用拇指指腹逆时针旋推心经 100 次。

功效 ❖ 清心安神。

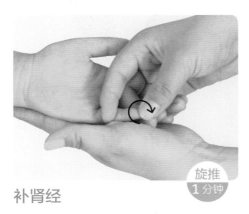

旋推 1 分钟

补肾经

取穴 ❖ 小指末节螺纹面。

操作 ❖ 用拇指指腹顺时针旋推宝宝肾经 100 次。

功效 ❖ 补肾气、益肾精，主要用于发育障碍迟缓及虚弱性病症。

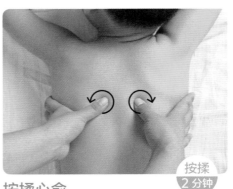

按揉 2 分钟

按揉心俞

取穴 ❖ 第 5 胸椎棘突下，脊柱正中线旁开 1.5 寸处，左右各一穴。

操作 ❖ 用拇指指腹按揉心俞穴 200 次。

功效 ❖ 健脾养心，补益气血。

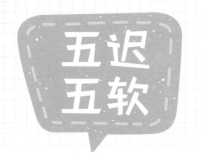

五迟五软

　　五迟五软是小儿生长发育障碍的常见病症，也是肾虚的典型症状。五迟是指立迟、行迟、语迟、发迟、齿迟；五软是指头项软、口软、手软、足软、肌肉软。中医认为，五迟五软主要是由于小儿肝肾不足，不能荣养筋骨，使筋骨牙齿不能按期生长发育所致。推拿可补养肝肾，强筋壮骨。

常见类型及表现症状

类型	表现症状
肝肾亏损	发育迟缓，坐起、站立、行走、生齿等明显迟于正常同龄儿童
心脾两虚	语言迟钝，精神呆滞，头发生长迟缓，发稀萎黄，四肢痿软，肌肉松弛

图解特效穴位

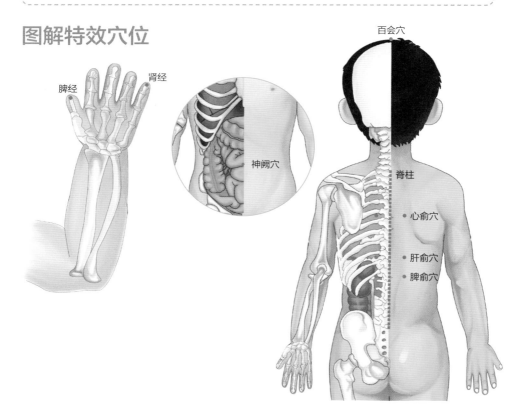

脾经

肾经

百会穴

神阙穴

脊柱

心俞穴

肝俞穴

脾俞穴

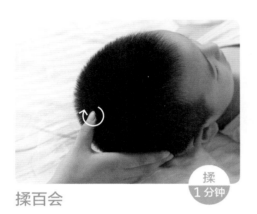

揉
1分钟

揉百会

取穴 ✧ 头顶正中心，两耳尖连线的中点。

操作 ✧ 用拇指指腹轻揉宝宝百会穴100次。

功效 ✧ 健脑益智。

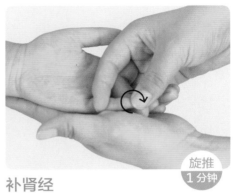

旋推
1分钟

补肾经

取穴 ✧ 小指末节螺纹面。

操作 ✧ 用拇指指腹旋推肾经100次。

功效 ✧ 强筋壮骨。

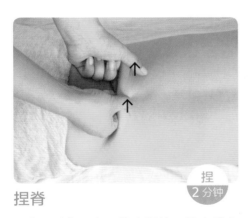

捏
2分钟

捏脊

取穴 ✧ 后背正中，整个脊柱，从大椎穴至长强穴成一直线。

操作 ✧ 用拇指和食、中二指合力自下而上提捏宝宝脊柱正中。捏脊通常捏3~5遍。

功效 ✧ 促进宝宝脾胃消化，强身健体。

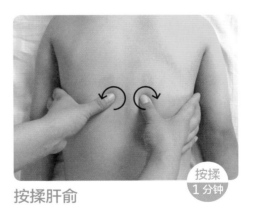

按揉
1分钟

按揉肝俞

取穴 ✧ 第9胸椎棘突下，脊柱正中线旁开1.5寸处，左右各一穴。

操作 ✧ 用拇指指腹按揉肝俞穴100次。

功效 ✧ 补养肝肾，使筋骨健壮。

推拿关键词 ❖ **滋养肝肾，强筋壮骨**

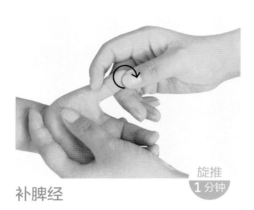

旋推
1分钟

补脾经

取穴 ❖ 拇指末节螺纹面。

操作 ❖ 用拇指指腹顺时针旋推宝宝脾经
100 次。

功效 ❖ 健脾和胃，补益气血。

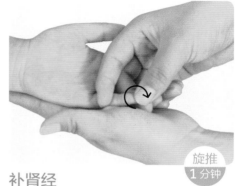

旋推
1分钟

补肾经

取穴 ❖ 小指末节螺纹面。

操作 ❖ 用拇指指腹顺时针旋推宝宝肾经
100 次。

功效 ❖ 强筋壮骨。

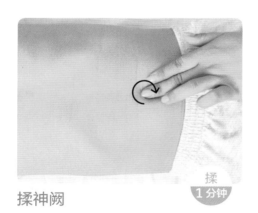

揉
1分钟

揉神阙

取穴 ❖ 肚脐正中。

操作 ❖ 用食指、中指指腹揉神阙穴 100 次。

功效 ❖ 健脾和胃，补益气血。

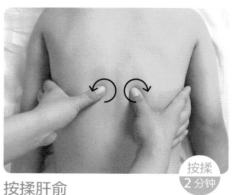

按揉
2分钟

按揉肝俞

取穴 ❖ 第 9 胸椎棘突下，脊柱正中线旁
开 1.5 寸处，左右各一穴。

操作 ❖ 用拇指指腹按揉肝俞穴 200 次。

功效 ❖ 补养肝肾，使筋骨健壮。

推拿关键词 ❖ **健脾养心，补益气血**

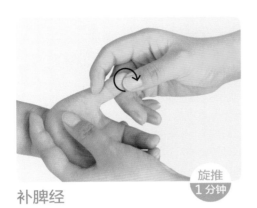

旋推
1 分钟

补脾经

取穴 ❖ 拇指末节螺纹面。

操作 ❖ 用拇指指腹顺时针旋推宝宝脾经
100 次。

功效 ❖ 健脾和胃，补益气血。

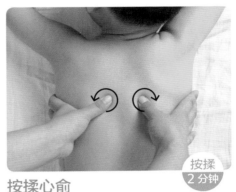

按揉
2 分钟

按揉心俞

取穴 ❖ 第 5 胸椎棘突下，脊柱正中线旁
开 1.5 寸处，左右各一穴。

操作 ❖ 用拇指指腹按揉心俞穴 200 次。

功效 ❖ 健脾养心，补益气血。

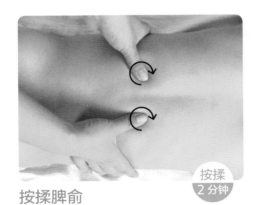

按揉
2 分钟

按揉脾俞

取穴 ❖ 第 11 胸椎棘突下，脊柱正中线旁
开 1.5 寸处，左右各一穴。

操作 ❖ 用拇指指腹按揉宝宝脾俞穴 200 次。

功效 ❖ 健脾和胃。

特效小偏方

黑豆芝麻糊：促进发育，强筋壮骨
黑豆 50 克、黑芝麻 10 克、核桃仁 20
克，白糖适量。将黑豆、黑芝麻分别
炒熟研末，核桃仁炒熟切成碎块，加
入白糖混合，开水冲服。每天早晚各
服用 1 次。

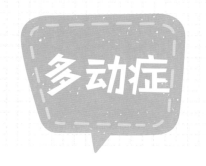

多动症

宝宝好动调皮，不等同于多动症。多动症的宝宝表现为：婴儿期爱哭闹，烦躁，睡眠差；小动作过多，情绪不稳定；无法长时间集中注意力；在精细动作上有障碍，例如拿线穿针眼很困难。多动症可能是心神不宁，或肝旺脾虚，或肝肾阴虚所导致，需要对症调理。

常见类型及表现症状

类型	表现症状
心神不宁	多动不安、神思涣散、面白少华、心悸怔忡、失眠多梦、头晕健忘、舌淡苔少
肝旺脾虚	注意力涣散、做事有头无尾、多动不宁、急躁易怒、记忆力差、面色无华、食欲不振、大便干稀不调、舌淡苔白
肝肾阴虚	多动多语、烦躁易怒、冲动任性、注意力不集中、盗汗、腰酸乏力、五心烦热或舌红、少苔或无苔

图解特效穴位

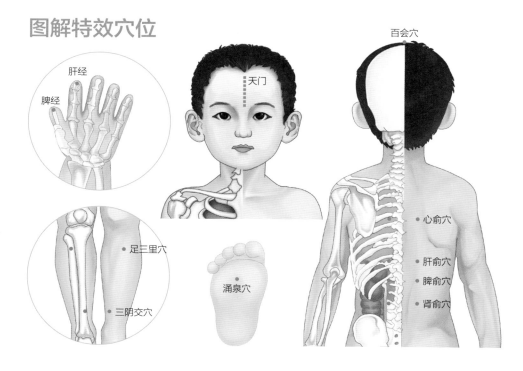

每天按捏 5 分钟 宝宝长得高 睡得香 身体棒

5分钟推拿 推拿关键词 ❖ **滋阴潜阳，宁心平肝**

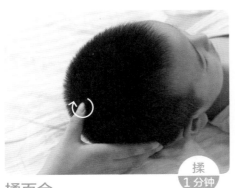

揉
1分钟

揉百会

取穴 ❖ 头顶正中心，两耳尖连线的中点。

操作 ❖ 用拇指指腹轻揉宝宝百会穴 100 次。

功效 ❖ 安神醒脑。

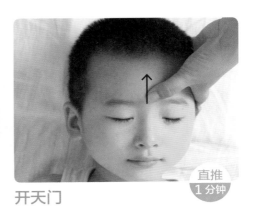

直推
1分钟

开天门

取穴 ❖ 两眉中间（印堂）至前发际正中的一条直线。

操作 ❖ 用拇指指腹自下而上交替直推天门 100 次。

功效 ❖ 调节阴阳，镇惊安神。

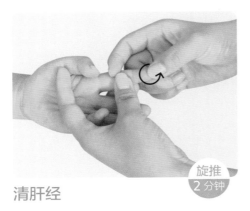

旋推
2分钟

清肝经

取穴 ❖ 食指末节螺纹面。

操作 ❖ 用拇指指腹逆时针旋推肝经 200 次。

功效 ❖ 清肝火，安心神。

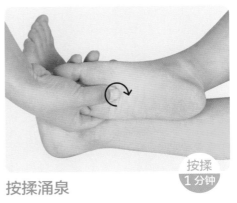

按揉
1分钟

按揉涌泉

取穴 ❖ 足心，第二、第三趾的趾缝纹头端与足跟连线的前 1/3 和后 2/3 交点处，屈趾时足心的凹陷处。

操作 ❖ 用拇指指腹按揉涌泉穴 100 次。

功效 ❖ 滋阴潜阳。

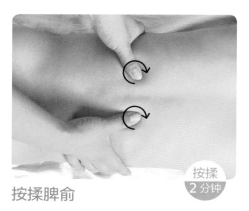

按揉脾俞
按揉 2分钟

取穴 ❖ 第 11 胸椎棘突下，脊柱正中线旁开 1.5 寸处，左右各一穴。

操作 ❖ 用拇指指腹按揉宝宝脾俞穴 200 次。

功效 ❖ 益气健脾。

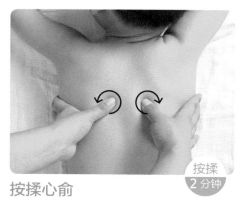

按揉心俞
按揉 2分钟

取穴 ❖ 第 5 胸椎棘突下，脊柱正中线旁开 1.5 寸处，左右各一穴。

操作 ❖ 用拇指指腹按揉宝宝心俞穴 200 次。

功效 ❖ 健脾养心，补益心血。

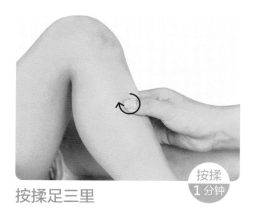

按揉足三里
按揉 1分钟

取穴 ❖ 外膝眼下 3 寸，胫骨旁开 1 寸处。

操作 ❖ 用拇指指腹按揉足三里穴 100 次。

功效 ❖ 强健脾胃，增强体质。

李大夫答疑 ❖

问 如何通过行为矫正法，调理宝宝多动症？

答 关心体谅患儿，改变单纯惩罚的教育方法，采用综合调理方法，重视正性强化教育，鼓励患儿多参加户外运动，督促其完成日常学习任务，按时作息，保证充足睡眠和合理营养。

肝旺
脾虚

推拿关键词 ❖ **清肝健脾**

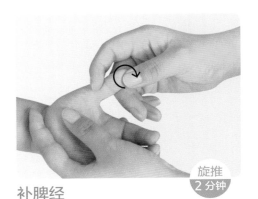

旋推
2 分钟

补脾经

取穴 ❖ 拇指末节螺纹面。

操作 ❖ 用拇指指腹顺时针旋推宝宝脾经
200 次。

功效 ❖ 健脾和胃，补益气血。

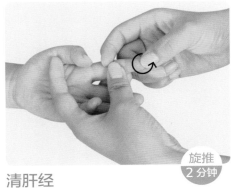

旋推
2 分钟

清肝经

取穴 ❖ 食指末节螺纹面。

操作 ❖ 用拇指指腹逆时针旋推宝宝肝经
200 次。

功效 ❖ 清肝火，除烦躁。

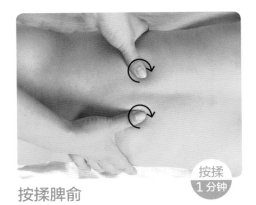

按揉
1 分钟

按揉脾俞

取穴 ❖ 第 11 胸椎棘突下，脊柱正中线旁
开 1.5 寸处，左右各一穴。

操作 ❖ 用拇指指腹按揉宝宝脾俞穴 100 次。

功效 ❖ 益气健脾。

特效小偏方
❖❖

核桃仁五味子茶：改善多动症

核桃仁 15 克，五味子 5 克，同入锅内
加适量清水，小火煎煮 45 分钟，取汁
调入蜂蜜或冰糖，代茶饮用。可滋肾
益智，调理脾肾两虚引起的多动症。

第6章 睡前捏一捏，宝宝睡觉香、长高个、更聪明

171

推拿关键词 ❖ **滋阴潜阳，宁神益志**

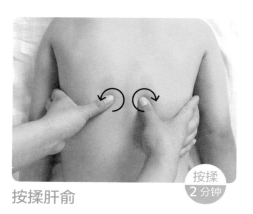

按揉肝俞 按揉 2分钟

取穴 ❖ 第9胸椎棘突下，脊柱正中线旁
开1.5寸处，左右各一穴。

操作 ❖ 用拇指指腹按揉肝俞穴200次。

功效 ❖ 补养肝肾，使筋骨健壮。

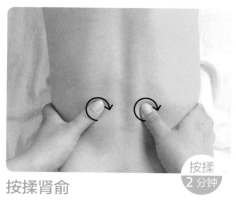

按揉肾俞 按揉 2分钟

取穴 ❖ 第2腰椎棘突下，脊柱正中线旁
开1.5寸处，左右各一穴。

操作 ❖ 用拇指指腹按揉宝宝肾俞穴200次。

功效 ❖ 补益肾气，滋阴补阳。

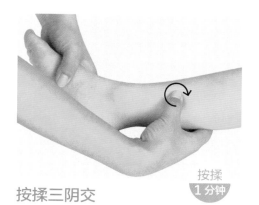

按揉三阴交 按揉 1分钟

取穴 ❖ 小腿内侧，内踝尖上3寸，胫骨
内侧缘后际。

操作 ❖ 用拇指或食指指腹按揉三阴交穴
100次。

功效 ❖ 疏肝，益肾，健脾。

李大夫答疑 ❖

问 多动症的宝宝，家庭护理要注意哪
些方面？

答 对于患多动症的宝宝，家长要关
心、爱护，不要表现出厌烦或蔑视
的神情，更不要责骂和体罚宝宝；
培养宝宝正常的生活、学习习惯，
逐步增强宝宝的记忆力。

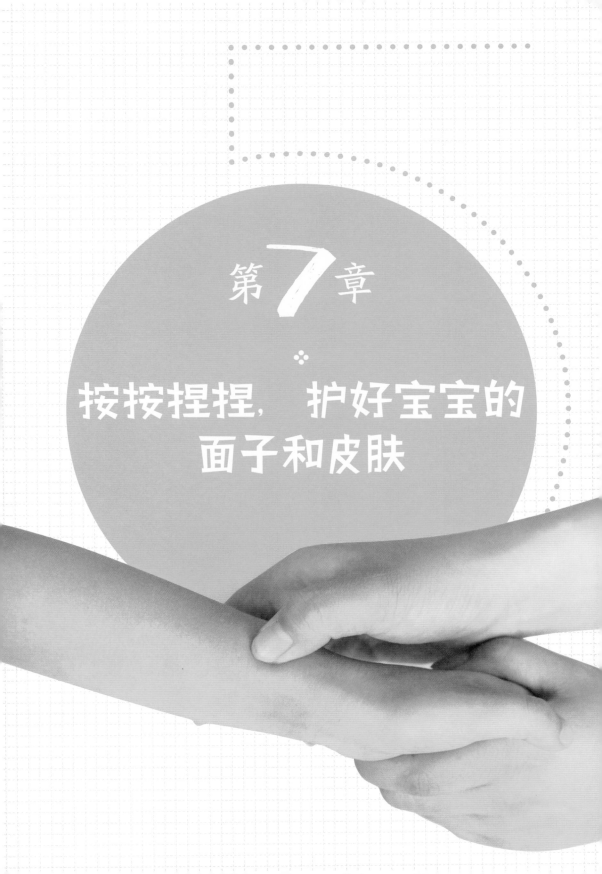

第7章

按按捏捏，护好宝宝的
面子和皮肤

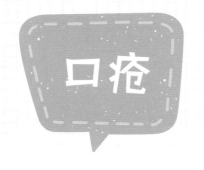

口疮

小儿口疮是因小儿口腔不卫生或饮食不当，或因身体原因造成的舌尖或口腔黏膜发炎、溃烂，导致小儿进食不畅的疾病。常见症状有：在口腔内唇、舌、颊黏膜，牙龈，硬腭等处出现白色或淡黄色大小不等的溃烂点。推拿相关穴位，可滋阴降火、清泻积热，缓解小儿口疮。

常见类型及表现症状

类型	表现症状
阴虚上火型	除了口部症状外，还伴有烦躁不安，唇舌干红，手足心热，口干等
脾胃积热型	除了口部症状外，还伴有口气重，大便秘结，消瘦等

图解特效穴位

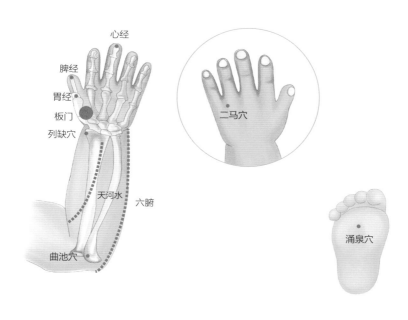

心经

脾经

胃经

板门

列缺穴

天河水　六腑

曲池穴

二马穴

涌泉穴

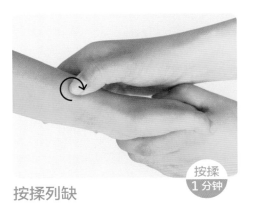

按揉
1 分钟

按揉列缺

取穴 ✦ 桡骨茎突外侧。两虎口交叉，食指指端下取穴。

操作 ✦ 用拇指指腹按揉列缺穴 100 次。

功效 ✦ 缓解口疮引起的疼痛。

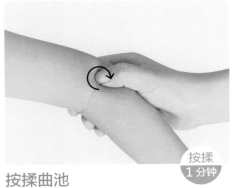

按揉
1 分钟

按揉曲池

取穴 ✦ 屈肘成直角，肘横纹外侧端与肱骨外上髁连线的中点。

操作 ✦ 用拇指指腹按揉宝宝曲池穴 100 次。

功效 ✦ 清热泄火，缓解疼痛。

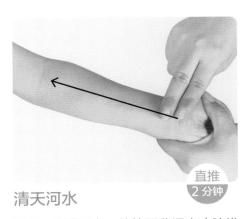

直推
2 分钟

清天河水

取穴 ✦ 前臂正中，总筋至曲泽穴（腕横纹至肘横纹）成一直线。

操作 ✦ 用食指、中指指腹自腕向肘直推天河水 200 次。

功效 ✦ 清热解表，主治宝宝外感发热。

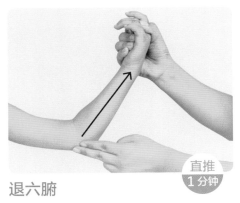

直推
1 分钟

退六腑

取穴 ✦ 前臂尺侧，腕横纹至肘横纹成一直线。

操作 ✦ 用拇指指腹或食、中二指指腹沿着宝宝的前臂尺侧，从肘横纹推向腕横纹处，操作 100 次。

功效 ✦ 通腑泄热，缓解口疮。

第7章
护好宝宝的面子和皮肤
按按捏捏，

推拿关键词 ❖ **滋阴降火，清热**

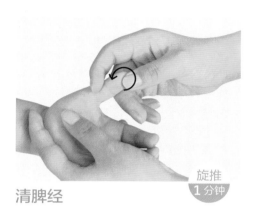

旋推
1 分钟

清脾经

取穴 ❖ 拇指末节螺纹面。

操作 ❖ 用拇指指腹逆时针旋推脾经 100 次。

功效 ❖ 清热，健脾，消食。

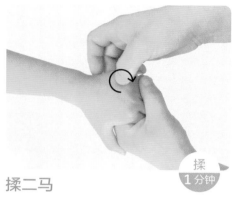

揉
1 分钟

揉二马

取穴 ❖ 手背无名指及小指掌指关节后凹陷处。

操作 ❖ 用拇指指腹揉二马穴 100 次。

功效 ❖ 滋阴补肾，清热。

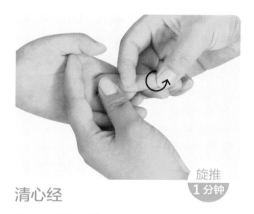

旋推
1 分钟

清心经

取穴 ❖ 中指末节螺纹面。

操作 ❖ 用拇指指腹逆时针旋推心经 100 次。

功效 ❖ 清心益气，降火，止痛。

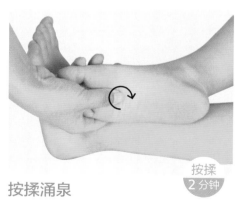

按揉
2 分钟

按揉涌泉

取穴 ❖ 足心，第二、第三趾的趾缝纹头端与足跟连线的前 1/3 和后 2/3 交点处，屈趾时足心的凹陷处。

操作 ❖ 用拇指指腹按揉涌泉穴 200 次。

功效 ❖ 引火归元，调理阴虚内热。

脾胃积热型

推拿关键词 ❖ **健脾，清火**

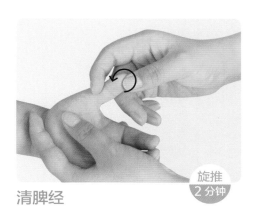

旋推
2 分钟

清脾经

取穴 ❖ 拇指末节螺纹面。

操作 ❖ 用拇指指腹逆时针旋推脾经 200 次。

功效 ❖ 清热，健脾，消食。

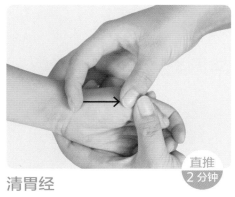

直推
2 分钟

清胃经

取穴 ❖ 大鱼际外侧，赤白肉际处。

操作 ❖ 用拇指指腹从宝宝掌根方向向拇
指指根方向直推 200 次。

功效 ❖ 清脾胃，降火，调理口疮。

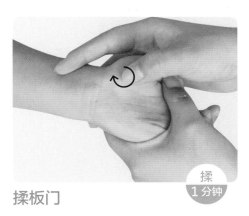

揉
1 分钟

揉板门

取穴 ❖ 手掌大鱼际平面。

操作 ❖ 用拇指指腹揉板门 100 次。

功效 ❖ 促进脾胃运化，防止脾胃生热引
发口疮。

李大夫答疑 ❖

问 调理小儿口疮，有什么物理疗法?

答 平时加强口腔护理，可用消毒棉签
蘸凉白开轻轻拭洗小儿口腔。每日
坚持 3~5 次，一般轻症 2~3 天就
能够治愈。

第**7**章
按按捏捏，
护好宝宝的面子和皮肤

腮腺炎

腮腺炎，俗称"痄腮"。一年四季均可能发病，以冬春季多见，4~15 岁的儿童发病率较高。本病的潜伏期为 7 天，传染性比较强，常在幼儿园和小学中发生流行。推拿调理本病以疏风清热、散结消肿为主。

常见类型及表现症状

类型	表现症状
温毒在表型	恶寒发热、头痛，轻微咳嗽，耳下腮部酸痛、咀嚼不便等
邪毒内陷型	睾丸一侧或双侧肿胀疼痛，小腹痛，小便短少，腮部疼痛，伴有发热、发抖等症状

图解特效穴位

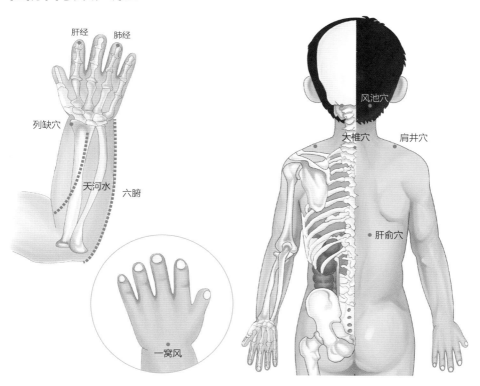

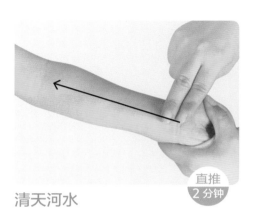

直推
2分钟

清天河水

取穴 ❖ 前臂正中，总筋至曲泽穴（腕横纹至肘横纹）成一直线。

操作 ❖ 用食指、中指指腹自腕向肘直推天河水200次。

功效 ❖ 清热解表，主治宝宝外感发热。

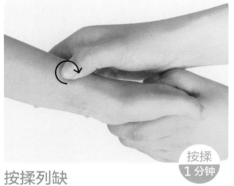

按揉
1分钟

按揉列缺

取穴 ❖ 桡骨茎突外侧。两虎口交叉，食指指端下取穴。

操作 ❖ 用拇指指腹按揉列缺穴100次。

功效 ❖ 缓解腮腺炎引起的疼痛。

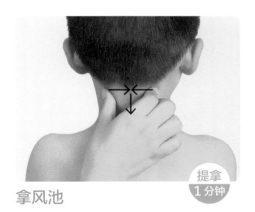

提拿
1分钟

拿风池

取穴 ❖ 枕外隆突下，胸锁乳突肌与斜方肌之间的凹陷处，左右各一穴。

操作 ❖ 用拇指和食指提拿宝宝风池穴100次。

功效 ❖ 疏风清热。

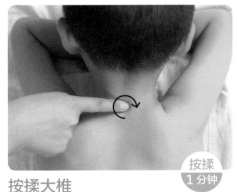

按揉
1分钟

按揉大椎

取穴 ❖ 后背正中线上，位于第7颈椎与第1胸椎棘突之间。

操作 ❖ 用食指指腹按揉宝宝大椎穴100次。

功效 ❖ 清热解表，缓解腮腺炎。

第**7**章　按按捏捏，护好宝宝的面子和皮肤

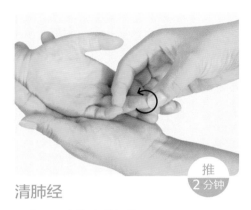

推 2分钟

清肺经

取穴 ✧ 无名指末节螺纹面。

操作 ✧ 用拇指指腹逆时针旋推肺经 200 次。

功效 ✧ 滋阴降火。

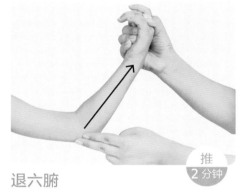

推 2分钟

退六腑

取穴 ✧ 前臂尺侧，腕横纹至肘横纹成一直线。

操作 ✧ 用拇指指腹或食、中二指指腹沿着宝宝的前臂尺侧，从肘横纹推向腕横纹处，操作 200 次。

功效 ✧ 清热，降火。

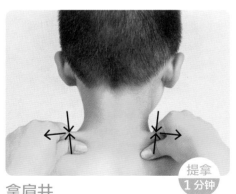

提拿 1分钟

拿肩井

取穴 ✧ 在大椎与肩峰连线的中点，肩部筋肉处。

操作 ✧ 用拇指与食、中二指对称用力提拿肩井穴 100 次。

功效 ✧ 疏通气血，发汗除热。

李大夫答疑 ✧

问 宝宝得了腮腺炎，饮食方面要注意哪些？

答 腮腺炎患儿不要吃酸性等刺激性食物，因为这些食物易刺激唾液腺分泌，导致局部疼痛加剧。宜吃软而淡的食物，多喝白开水，保持口腔清洁。

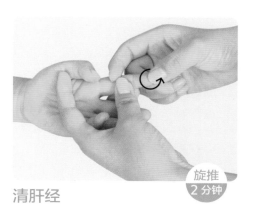

清肝经

旋推
2分钟

取穴 ✦ 食指末节螺纹面。

操作 ✦ 用拇指指腹逆时针旋推肝经200次。

功效 ✦ 清肝火，消肿胀。

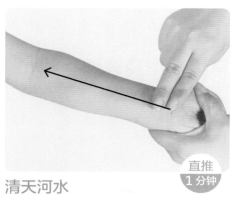

清天河水

直推
1分钟

取穴 ✦ 前臂正中，总筋至曲泽穴（腕横纹至肘横纹）成一直线。

操作 ✦ 用食指、中指指腹自腕向肘直推天河水100次。

功效 ✦ 清热，降火，解毒。

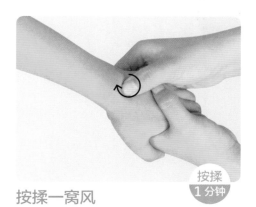

按揉一窝风

按揉
1分钟

取穴 ✦ 手背腕横纹正中凹陷处。

操作 ✦ 用拇指指腹按揉一窝风100次。

功效 ✦ 止痛。

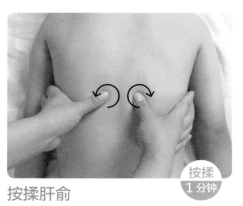

按揉肝俞

按揉
1分钟

取穴 ✦ 第9胸椎棘突下，脊柱正中线旁开1.5寸处，左右各一穴。

操作 ✦ 用拇指指腹按揉肝俞穴100次。

功效 ✦ 清肝，泻火。

第**7**章　按按捏捏，护好宝宝的面子和皮肤

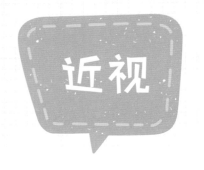

近视

　　小儿近视除与遗传因素有关外，还与不注意用眼有关，如坐姿不良、看电视时间过长等。因此父母应注意引导小儿养成健康的用眼习惯。另外，推拿相关穴位，可养血安神、明目，改善小儿近视。

常见类型及表现症状

类型	表现症状
肝肾亏虚型	远看东西时模糊，近看清楚，眼睛干涩，眼眶胀痛，腰膝酸软
脾胃气虚型	远看东西时模糊，近看清楚，神疲乏力，久视会疲劳，失眠多梦

图解特效穴位

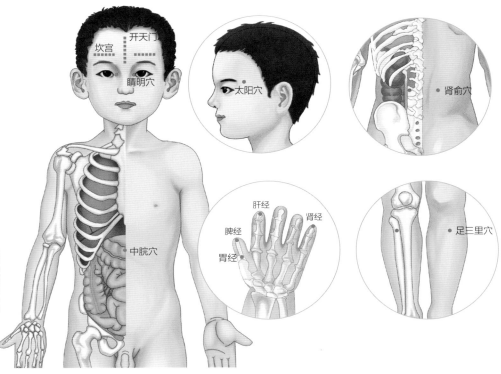

每天按捏 5 分钟　宝宝长得高　睡得香　身体棒

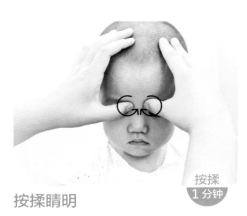

按揉
1分钟

按揉睛明

取穴 ✦ 目内眦旁 0.1 寸，左右各一穴。

操作 ✦ 用拇指指腹按揉宝宝睛明穴 100 次。

功效 ✦ 改善近视，明目。

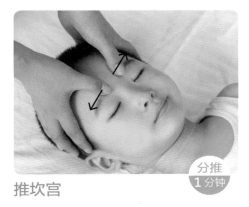

分推
1分钟

推坎宫

取穴 ✦ 从眉心沿眉毛两侧至眉梢的一条
横线，左右对称排列。

操作 ✦ 用两拇指指腹自眉头向眉梢分推
坎宫 100 次。

功效 ✦ 明目。

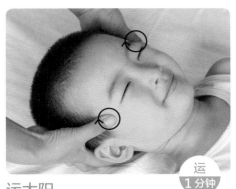

运
1分钟

运太阳

取穴 ✦ 眉梢后凹陷处，左右各一穴。

操作 ✦ 用拇指指腹运太阳穴 100 次。

功效 ✦ 明目，祛风。

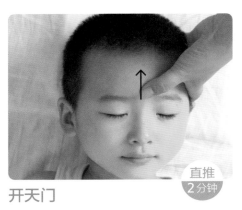

直推
2分钟

开天门

取穴 ✦ 两眉中间（印堂）至前发际正中
的一条直线。

操作 ✦ 用拇指指腹自下而上交替直推天
门 200 次。

功效 ✦ 明目。

推拿关键词 ❖ **补益肝肾**

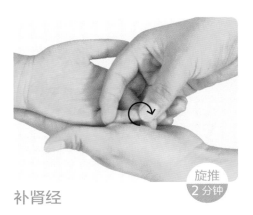

补肾经

旋推 2分钟

取穴 ❖ 小指末节螺纹面。

操作 ❖ 用拇指指腹顺时针旋推肾经 200 次。

功效 ❖ 补肾阴，强身健体。

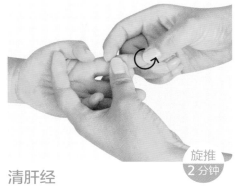

清肝经

旋推 2分钟

取穴 ❖ 食指末节螺纹面。

操作 ❖ 用拇指指腹逆时针旋推肝经 200 次。

功效 ❖ 清肝火，明目。

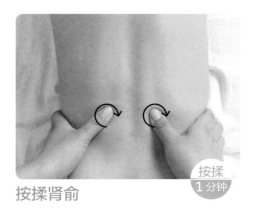

按揉肾俞

按揉 1分钟

取穴 ❖ 第 2 腰椎棘突下，脊柱正中线旁
开 1.5 寸处，左右各一穴。

操作 ❖ 用拇指指腹按揉宝宝肾俞穴 100 次。

功效 ❖ 补益肾气，滋阴补阳。

> **特效小偏方**
>
> **枸杞红枣饮：明目，改善视疲劳**
>
> 枸杞子 8 克，桑葚 20 克，干山药片 15
> 克，红枣 6 个。将上述材料用 2000 毫
> 升水煎煮约 15 分钟即可，分 2 次饮
> 用。可以消除视疲劳，改善近视。

推拿关键词 ❖ **补脾养胃**

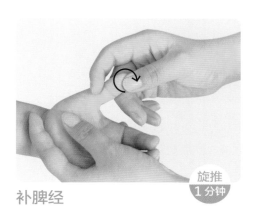

旋推
1分钟

补脾经

取穴 ❖ 拇指末节螺纹面。

操作 ❖ 用拇指指腹顺时针旋推宝宝脾经
100次。

功效 ❖ 补养脾胃，给眼睛提供充足气血。

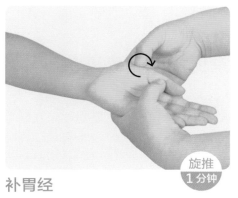

旋推
1分钟

补胃经

取穴 ❖ 大鱼际外侧，赤白肉际处。

操作 ❖ 用拇指螺纹面逆时针旋推胃经
100次。

功效 ❖ 补脾胃，给眼睛提供充足气血。

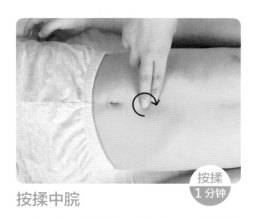

按揉
1分钟

按揉中脘

取穴 ❖ 位于肚脐上4寸，胸骨下端剑突
至肚脐连线的中点处。

操作 ❖ 用食、中二指指腹按揉宝宝中脘
穴100次。

功效 ❖ 健脾和胃，补充气血。

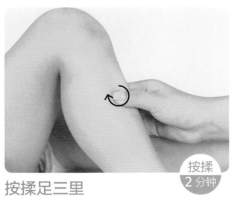

按揉
2分钟

按揉足三里

取穴 ❖ 外膝眼下3寸，胫骨旁开1寸处。

操作 ❖ 用拇指指腹按揉宝宝足三里穴
200次。

功效 ❖ 健脾和胃。

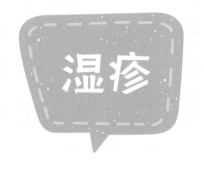

湿疹

小儿湿疹是一种病因复杂的过敏性皮肤病。婴幼儿皮肤发育不健全，最外层表面的角质层很薄，毛细血管网丰富，所以容易发生过敏反应。宝宝患湿疹，适当做推拿就能调理。

常见类型及表现症状

类型	表现症状
风湿热淫	皮肤细粒红疹，多有水液或脓液渗出，瘙痒难忍，皮肤红赤，伴小便短少、大便干结
脾虚湿盛	皮疹日久，色暗不鲜，表皮有水疱及渗液，或有结痂，伴大便稀溏

图解特效穴位

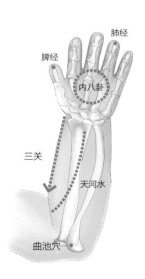

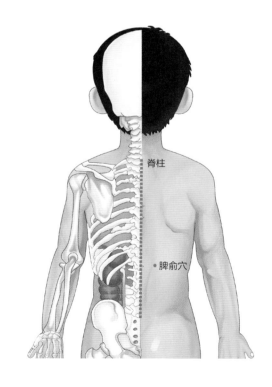

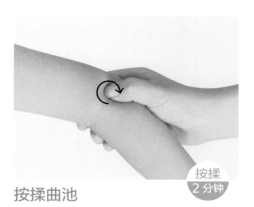

按揉曲池

取穴 ✧ 屈肘成直角，肘横纹外侧端与肱骨外上髁连线的中点。

操作 ✧ 用拇指指腹按揉宝宝曲池穴200次。

功效 ✧ 清热，除湿疹。

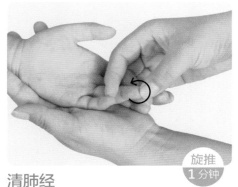

清肺经

取穴 ✧ 无名指末节螺纹面。

操作 ✧ 用拇指指腹逆时针旋推肺经100次。

功效 ✧ 清肺热，顺气止咳。

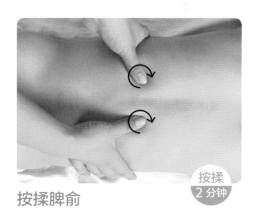

按揉脾俞

取穴 ✧ 第11胸椎棘突下，脊柱正中线旁开1.5寸处，左右各一穴。

操作 ✧ 用拇指指腹按揉宝宝脾俞穴200次。

功效 ✧ 健脾和胃，祛湿。

李大夫答疑 ✧

问 居室保持怎样的环境，能有助于预防湿疹？

答 小儿居住的室内环境应干净、通风、安静、舒适，温度以20~25℃为宜，湿度以50%~60%为宜，避免饲养宠物，避免扬尘、烟气等。防止患儿出汗过多，有汗液时及时擦干。

推拿关键词 ❖ **清热泻火，祛湿排毒**

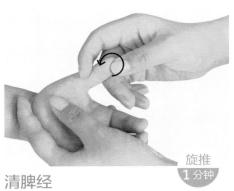

旋推
1分钟

清脾经

取穴 ❖ 拇指末节螺纹面。

操作 ❖ 用拇指指腹逆时针旋推脾经100次。

功效 ❖ 清化内在湿邪。

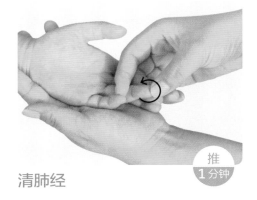

推
1分钟

清肺经

取穴 ❖ 无名指末节螺纹面。

操作 ❖ 用拇指指腹逆时针旋推肺经100次。

功效 ❖ 祛除外在湿邪。

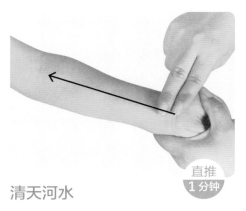

直推
1分钟

清天河水

取穴 ❖ 前臂正中，总筋至曲泽穴（腕横
纹至肘横纹）成一直线。

操作 ❖ 用食指、中指指腹自腕向肘直推
天河水100次。

功效 ❖ 清热，降火，解毒。

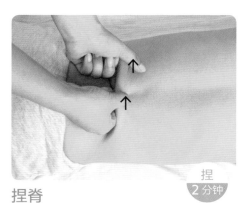

捏
2分钟

捏脊

取穴 ❖ 后背正中，整个脊柱，从大椎穴
至长强穴成一直线。

操作 ❖ 用拇指和食、中二指合力自下而
上提捏宝宝脊柱正中。捏脊通常
捏3~5遍。

功效 ❖ 避免肠胃积食引起发热。

脾虚湿盛

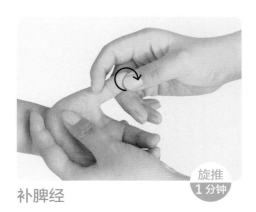

旋推
1 分钟

补脾经

取穴❖ 拇指末节螺纹面。

操作❖ 用拇指指腹顺时针旋推脾经 100 次。

功效❖ 补脾益气，除湿。

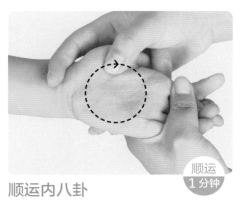

顺运
1 分钟

顺运内八卦

取穴❖ 即手掌面，以掌心为中心，从中心至中指指根距离的 2/3 为半径所作的圆周。

操作❖ 用拇指指腹沿出虎口方向运内八卦 100 次。

功效❖ 助运化，除水湿。

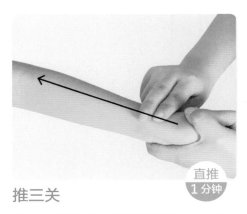

直推
1 分钟

推三关

取穴❖ 前臂桡侧，阳池至曲池成一直线。

操作❖ 食指、中指并拢，自宝宝腕横纹直推至肘横纹 100 次。

功效❖ 温阳散寒，发汗解表。

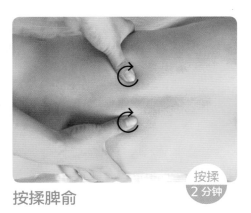

按揉
2 分钟

按揉脾俞

取穴❖ 第 11 胸椎棘突下，脊柱正中线旁开 1.5 寸处，左右各一穴。

操作❖ 用拇指指腹按揉宝宝脾俞穴 200 次。

功效❖ 健脾，温阳，化湿。

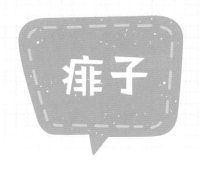

痱子

夏天是痱子的高发期，表现出的皮肤不适在儿童中常见，主要是宝宝的新陈代谢功能本身就比成年人快，再加上活泼好动，很容易出汗，皮肤又细嫩，所以容易发生痱子。痱子随着温度变化，天凉了就没有了，所以调理痱子要从除湿、清热、开腠理着手。

图解特效穴位

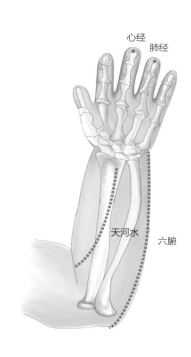

心经

肺经

天河水

六腑

每天按捏 5 分钟　宝宝长得高　睡得香　身体棒

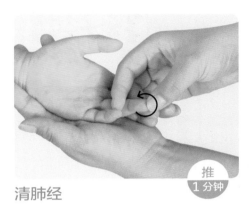

推
1分钟

清肺经

取穴 ❖ 无名指末节螺纹面。

操作 ❖ 用拇指指腹逆时针旋推肺经 100 次。

功效 ❖ 祛除外在湿邪，保护皮肤。

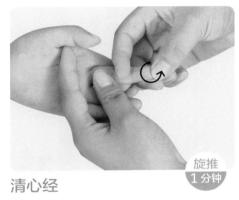

旋推
1分钟

清心经

取穴 ❖ 中指末节螺纹面。

操作 ❖ 用拇指指腹逆时针旋推心经 100 次。

功效 ❖ 清心益气，降火除燥。

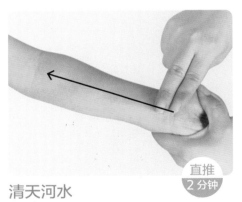

直推
2分钟

清天河水

取穴 ❖ 前臂正中，总筋至曲泽穴（腕横纹至肘横纹）成一直线。

操作 ❖ 用食指、中指指腹自腕向肘直推天河水 200 次。

功效 ❖ 清热，降火，除燥。

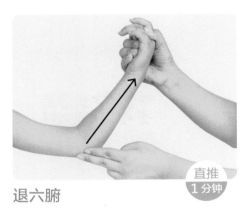

直推
1分钟

退六腑

取穴 ❖ 前臂尺侧，腕横纹至肘横纹成一直线。

操作 ❖ 用拇指指腹或食、中二指指腹沿着宝宝的前臂尺侧，从肘横纹推向腕横纹处，操作 100 次。

功效 ❖ 清肺热。

第**7**章 按按捏捏，护好宝宝的面子和皮肤

悦然精品图书推荐

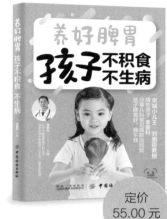

定价
55.00 元

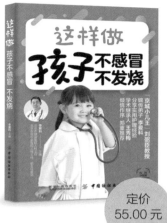

定价
55.00 元

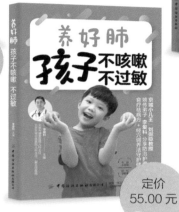

定价
55.00 元

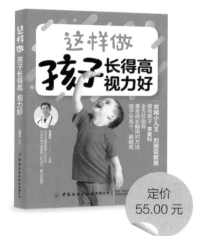

定价
55.00 元

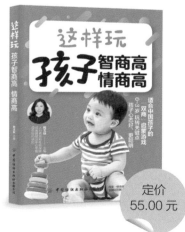

定价
55.00 元